DU ZONA OPHTHALMIQUE

ET

DES LÉSIONS OCULAIRES QUI SY RATTACHENT

Paris. — Imprimerie PILLET fils aîné, rue des Grands-Augustins. 5.

DU

ZONA OPHTHALMIQUE

ET

DES LÉSIONS OCULAIRES QUI S'Y RATTACHENT

PAR

LE D' ALBERT HYBORD

Ancien interne en médecine et en chirurgie des hôpitaux de Paris
Laurérat des hôpitaux (concours 1867)
Élève de l'École pratique
Médaille de bronze de l'Assistance publique (internat 1871)

PARIS
LIBRAIRIE ADRIEN DELAHAYE
23, PLACE DE L'ÉCOLE-DE-MÉDECINE, 23

1872

INTRODUCTION

Sous le nom de *Zona ophthalmique*, je désigne
l'éruption herpétique dont les groupes de vésicules
sont en rapport avec la distribution des ramifications superficielles de la première branche du trijumeau. Avec les auteurs anglais, je préfère cette
dénomination à celle de zona frontal, car elle est
tirée du nom même de la branche nerveuse sur le
trajet de laquelle l'éruption se développe; elle est
plus précise, et elle indique immédiatement la cir-
conscription exacte de cette variété de zona.

Tracer un tableau fidèle du zona ophthalmique,
mais surtout en faire connaître le côté le plus intéressant, et, il faut l'avouer, le moins connu en
France, c'est-à-dire décrire les lésions oculaires
qui témoignent de la participation fréquente de
l'œil à l'affection, et impriment à cette variété un

cachet propre et une gravité spéciale, tel est le but de cette thèse.

L'idée première de ce travail remonte au mois de juillet 1870 ; elle me fut suggérée, et je suis heureux de le déclarer tout d'abord, par le docteur Galezowski, à l'occasion d'un malade que nous observâmes dans le service de mon cher et savant maître, le professeur Richet, dont j'étais alors l'interne. Je consignai le résultat de mes recherches dans un Mémoire que je présentai au concours des prix de l'internat pour l'année 1871.

Ce n'est pas arbitrairement que je sépare le zona ophthalmique du zona, de la face, car cette séparation se réalise d'elle-même dans la pratique ; l'éruption, dans le plus grand nombre des cas, se localise au territoire de la branche ophthalmique ; les lésions oculaires, du moins celles de la cornée et de l'iris, sont spéciales et particulières à cette variété. Je suis d'ailleurs en cela l'exemple des auteurs les plus autorisés et les plus éminents.

Après avoir rappelé, d'une façon sommaire, la distribution anatomique de la branche ophthalmique et la structure du ganglion de Gasser, je consacrerai la *première partie* de ce travail à la symptomatologie ; dans un premier chapitre, je décrirai l'éruption cutanée et les phénomènes qui la précèdent, l'accompagnent et la suivent, et dans un second, les manifestations oculaires, en me basant sur l'analyse rigoureuse de toutes les observations que j'ai réunies. La *deuxième partie* sera consacrée à la pathogénie et à la physiologie pathologique; sans discuter les différentes opinions émises sur le zona, je chercherai, à l'aide des faits cliniques, de l'anatomie pathologique et de la physiologie expérimentale, à dégager la véritable théorie du zona, pour l'appliquer au zona ophthalmique, et rechercher, par le même procédé, la signification précise des lésions oculaires.

Ce sujet est difficile, je le sais, et je ne l'aborde pas sans crainte; je ne me fais aucune illusion sur l'insuffisance de ce travail, et je ne réclame pour lui d'autre mérite que celui d'être une étude consciencieuse basée sur des faits et non sur des hypothèses.

Qu'il me soit permis de témoigner ma reconnaissance à M. Charcot, qui, avec une bienveillance dont je ne saurais trop le remercier, m'a communiqué tous les matériaux qu'il avait réunis sur la question, et notamment ses Leçons, alors inédites, sur les troubles trophiques consécutifs aux affections des nerfs et du système nerveux central, leçons dans lesquelles j'ai largement puisé; à mon excellent maître le professeur Lasègue, qui a mis sa bibliothèque à ma disposition; à MM. Laillier, Hardy et Bazin, Giraud-Teulon et Liouville, qui m'ont communiqué de précieux renseignements.

J'adresse aussi des remerciments bien sincères à mes excellents amis et collègues Marchand et Labadie-Lagrave, qui m'ont traduit plusieurs Mémoires allemands.

DU

ZONA OPHTHALMIQUE

ET

DES LÉSIONS OCULAIRES QUI S'Y RATTACHENT

HISTORIQUE

A Jonatham Hutchinson revient l'honneur d'avoir le premier, en 1866, donné une description précise du zona frontal ou zona ophthalmique, et attiré spécialement l'attention sur les lésions dont l'œil peut être le siége dans le cours de cette affection. A la vérité, il existait déjà dans la science un certain nombre d'observations de zona frontal (observations de de Haën, Rayer, Cazenave, Traübe, Daniellsen.—Atlas d'Hebra); mais elles étaient restées isolées; aucun auteur, surtout, n'avait encore signalé la fréquence et l'importance des lésions oculaires, et n'avait recherché par quel lien elles se rattachent à l'éruption cutanée. Les quelques lignes que consacre Mackenzie (1) à l'herpès des paupières « qui laisse « après lui des excavations comme celles de la variole, qui « attaque assez souvent la cornée, une vésicule s'y développ- « pant et se terminant par la formation d'un ulcère, » ne

____

(1) W. Mackenzie, Traité pratique des maladies de l'œil, t. 1, p. 202. 1858.

1

peuvent être regardées que comme une vague indication du
zona ophthalmique. Hutchinson consigna le résultat de ses
recherches dans trois mémoires, où plus de quarante observations sont réunies, et qui furent publiés dans *the Royal
London ophthalmic hospital reports* (1). Le premier est le
plus important, il date de 1866 (2); les deux autres (3) ne
contiennent guère que de nouvelles observations destinées
à servir de preuves aux premières assertions de l'auteur.
Après avoir signalé la rareté du zona ophthalmique, le siége,
l'aspect et la marche de l'éruption, le diagnostic du zona
frontal et de l'érysipèle de la face, et indiqué la relation des
lésions oculaires, kératite, iritis et conjonctivite, avec la distribution spéciale de l'éruption, Hutchinson affirme que la
nutrition de l'œil n'est menacée que lorsque le territoire du
nerf nasal est lui-même envahi; il signale la paralysie concomitante d'un ou de tous les muscles oculo-moteurs, l'anesthésie de la cornée et celle de la peau comme une suite fréquente de l'éruption; il rattache le zona du front à une irritation de la branche ophthalmique, les lésions de l'œil à celle
des branches ciliaires; cette irritation peut porter, soit sur
le ganglion de Gasser, soit sur le mésocéphale, soit aussi
sur les rameaux nerveux après leur division, en raison même
de la localisation fréquente de l'éruption à une seule branche nerveuse. Les observations d'Hutchinson sont souvent
écourtées, ses déductions trop promptes et trop absolues, la
question de la pathogénie et de la physiologie pathologique
des lésions oculaires est à peine indiquée; mais, malgré ces

(1) The Royal London ophthalmic hospital Reports and Journal
of ophthalmic medicine and surgery.
(2) A Clinical Report on herpes zoster frontalis seu ophthalmicus,
vol. 5, part. 3. 1866.
(3) Vol. 6, part. 3-4.

lacunes incontestables, le travail de l'auteur anglais a un véritable mérite.

Peu de temps après la publication du premier mémoire
d'Hutchinson, parut, dans le même recueil (1), le travail de
Bowman; il renferme neuf observations personnelles. L'auteur fait peu de théorie. Pour lui, le zona est dû à une inflammation des extrémités des nerfs sensibles; l'éruption est
le résultat de l'extension de l'excitation vasculaire aux tissus
cutanés qui sont en relations anatomiques avec les nerfs malades. Il déduit des faits qu'il a observés, que les lésions oculaires ne sont pas en connexion nécessaire avec la présence
de l'éruption sur le trajet de la branche oculo-nasale, et il
préconise dans le traitemeut des douleurs, quelquefois si
terribles, qui survivent à l'éruption, la section sous-cutanée
des nerfs sus-orbitaires.

L'année suivante, en 1868, Bowater. J. Vernon (2), et
Joy Jeffries de Boston (3), publièrent quelques nouvelles
observations bien prises et fort intéressantes. Des réflexions,
pour la plupart empruntées aux mémoires d'Hutchinson et
de Bowman, et qui ne nous apprennent rien de nouveau,
sont annexées à ces observations. La pathogénie et la physiologie pathologique des lésions oculaires sont complète-
ment laissées de côté.

La même année, au congrès ophthalmologique d'Heidel-
berg (4), le docteur Steffan, de Francfort-sur-le-Mein, dans
la séance du 4 septembre, rendit compte à la Société d'un

(1) The Royal London opthalmic..., vol. 6, p. 1 à 11.
(2) Saint Bartholomew's hospital Reports, vol. 4, p. 120. 1868.
(3) Transactions of the American ophthalmological society. New-
York, 1868.
(4) Bericht der ophthalmologischen Gesellschaft im Jahre 1868
(p. 366, XIII). Voyez Annales d'oculistique, t. 51, 32e année, 10e série,
t. 1. 1869.

fait de zona ophthalmique observé par lui au mois de mai précédent, et fit suivre cette communication de quelques aperçus sur la nature et la marche de cétte affection, aperçus qui ne sont que la reproduction des mémoires d'Hutchinson et de Bowman, aux travaux desquels il rend d'ailleurs hommage. Une courte discussion, à laquelle prirent part les docteurs Kreitmair, Horner, Pagenstecher, suivit ce rapport, et tous trois firent connaître, à l'appui de ceux des ophthalmologistes anglais, des faits nouveaux. Quelques mois plus tard, Steffan (1) reprit cette question et en fit l'objet d'une étude sérieuse, intéressante et remarquable à plus d'un titre. Après avoir rapporté une observation personnelle, insisté sur le diagnostic du zona ophthalmique et de l'érysipèle de la face, l'auteur aborde la question de pathogénie; il s'appuie tour à tour sur l'anatomie pathologique, sur les enseignements de la physiologie pour éclairer la nature et interpréter les lésions oculaires du zona ophthalmique. L'irritation qui donne naissance à l'éruption peut avoir pour siége, soit le ganglion de Gasser, soit le tronc du trijumeau entre le ganglion et la protubérance, soit l'organe central lui-même. Lorsque l'œil est atteint, l'affection s'étend au nerf naso-ciliaire. Il sépare nettement les altérations neuro-paralytiques de la cornée, consécutives à la section ou à la paralysie de la cinquième paire, des lésions de la cornée dans le zona ophthalmique; les nerfs vaso-moteurs n'ayant aucune action dans les processus inflammatoires de l'œil, les premières résultent de la paralysie, les secondes de l'irritation des nerfs spéciaux qui suivent le trijumeau, et

____

(1) Klinische Erfahrungen und Studien im Zeitraume der Jahre 1867-69. Von Dr Steffan, Augenarzt in Francfurt-a.-M. Erlangen, 1860 Ueber Herpes zoster opthalmicus und seine Beziehung zum Auge, p. 25 à 47.

qui sont des nerfs trophiques. Ce mémoire est accompagné d'un dessin qui représente la physionomie de l'éruption chez son malade ; je me suis permis de l'emprunter (voyez *figure* 4).

Je ne ferai que signaler la thèse du docteur Rudolf Jacksch (1), et celle toute récente du docteur Joseph Kocks (2). La première contient, résumées sous forme de tableaux, la plupart des observations publiées antérieurement ; la seconde n'est qu'une étude statistique indigeste, mal comprise et mal exécutée, et dans laquelle on cherche vainement une description de la maladie.

Le docteur Laqueur (3), en août 1871, a résumé dans les *Archives de dermatologie*, publiées sous la direction du docteur Doyon, les travaux d'Hutchinson, de Bowman, de Bowater. J. Vernon, de R. Jacksch, sans apporter aucun fait nouveau. Dans son excellent *Traité des maladies des yeux*, mon excellent maître le docteur Galezowski (4) a réparé l'oubli des ophthalmologistes français, et consacré un chapitre spécial au zona du front et à ses lésions oculaires.

Le dernier travail que nous possédions sur le zona ophthalmique est celui du professeur Oscar Wyss, de Zurich (5). C'est, à coup sûr, le plus remarquable. Après avoir brièvement établi, en s'appuyant sur les faits de zona suivis de l'au-

(1) Zur Casuistik des Herpes zoster frontalis seu ophthalmicus. Inaugural-Dissertation von Rudolf Jacksch. Breslau, 1869.

(2) Ueber den Herpes zoster ophthalmicus. Inaugural-Dissertation von Joseph Kocks. Bonn, 1871.

(3) Archives de Dermatologie de Doyon, août 1871.

(4) Traité des maladies des yeux, par X. Galezowski, p. 34. 1870.

(5) Beitrag zur Kenntniss des Herpes zoster von Prof. D<r> Oskar Wyss. Archiv. der Heilkunde, 1871. Viertes und funftes Heft, 1871, p. 261 à 291.

topsie, et de l'examen histologique, que le zona est relié à une altération du système nerveux, O. Wyss donne la relation du fait de zona ophthalmique suivi de mort qu'il vient d'observer. Le compte rendu de l'examen histologique du nerf trijumeau et de ses branches, du globe oculaire et de tous les organes contenus dans l'orbite, fait avec une précision et une minutie que nous ne connaissons guère, ne remplit pas moins de dix-sept pages. Abordant la pathogénie, le professeur Wyss démontre que toutes les altérations se rattachent à une névrite primitive type du ganglion de Gasser; il s'appuie ensuite sur la physiologie expérimentale pour établir que les lésions de l'œil ne dépendent pas des modifications imprimées par les nerfs vaso-moteurs du grand sympathique, mais qu'elles sont dues à l'irritation et à l'inflammation des nerfs trophiques. Le siége de l'altération qui aboutit au zona lui paraît résider uniquement dans le ganglion de Gasser, ou dans ses analogues, les ganglions spinaux. J'aurai souvent l'occasion de mettre à profit les renseignements précieux contenus dans ce savant mémoire.

Pour terminer cette énumération, je suis heureux de signaler une leçon faite sur le zona, à l'hôpital de la Pitié, le 18 novembre 1871, par le professeur Lasègue, leçon que son chef de clinique, le docteur Legroux, a eu l'extrême obligeance de me communiquer. Le professeur Lasègue signale d'une façon toute spéciale le zona ophthalmique. Il regarde le zona comme l'expression cutanée d'une névrite.

Indépendamment des travaux principaux que j'ai cités, il existe un certain nombre d'observations suivies ou non de quelques remarques, et dont j'ai dû tenir compte dans ce travail. Telles sont celles de de Haen (1), deRayer (2), de

(1) De Haen, thèse De febrium Divisione, 6, § 7.
(2) Rayer, Traité des maladies de la peau, t. 1.

Cazenave (1), de Danielssen (2) ; celles plus récentes de Traübe (3), du professeur Trousseau (4), du docteur Jenner cité par Ringer (5), de Joy-Jeffries (6), de Currie-Ritchie (7), de Johnen (8), du docteur Emile Emmert de Berne (9), du docteur Weidner (10), du docteur Sichel fils (11), un second cas du docteur Steffan (12).

(1) Cazenave, Journal hebdomadaire, t. 1, p. 317. 1828.

(2) Danielssen, Samlig of Jagttagelser om Hudens Sygdomme, livre 1. 1857.

(3) Deutsche Klinik, 1859.

(4) Clinique médicale de l'Hôtel-Dieu de Paris, t. 1, p. 192, 2ᵉ édition.

(5) Lancet, 1868, p. 381.

(6) Joy-Jeffries, dans Schmidt's Jahrbücher, band 150, nº 11, 1871, p. 121.

(7) British Medical Journal, 1869.

(8) Ueber den Herpes zoster ophthalmicus. Deutsche Klinik, 25 juin 1868, s. 228 und 229.

(9) Drei Falle von Herpes ophthalmicus. Wiener medicinische Wochenschrift, 1870, n° 42.

(10) Falle von Zoster, Berlin. Klin. Wochenschrift, VII, s. 27.

(11) Sichel fils, Union médicale, 1871, nᵒˢ 86 et 87. 3 cas d'herpès frontal ou ophthalmique, ou zona de la face.

(12) Steffan, *loco citato*, voir dans la Préface.

CONSIDÉRATIONS ANATOMIQUES

La grosse racine, racine sensitive de la cinquième paire, naît dans la moelle allongée, de la substance grise du plancher inférieur du quatrième ventricule, et, après sa sortie de la protubérance, se jette, au sommet du rocher, dans le ganglion de Gasser.

La *branche ophthalmique* émerge de la partie antérieure et interne du ganglion de Gasser et se divise, à son entrée dans l'orbite, en 3 *rameaux* :

a. Le *nerf lacrymal* abandonne plusieurs branches à la glande du même nom, et ses filets cutanés se répandent dans le tiers externe de la paupière supérieure, et la partie antérieure et inférieure de la tempe.

b. Le *frontal* se sépare en 2 troncs : le frontal externe ou sus-orbitaire qui, après avoir traversé le trou sus-orbitaire, donne des rameaux à la paupière supérieure, et au front habituellement deux rameaux dont les filets de distribution peuvent être suivis jusqu'à la suture lambdoïde ; le frontal interne, ou sus-trochléaire, pour la peau du front, la partie interne de la paupière supérieure, les téguments de la racine du nez et de la région intersourcilière.

c. Le *nerf nasal* ou *oculo-nasal* naît du bord interne de

la branche opthalmique et se divise, au niveau du trou orbitaire interne, en 2 branches : le *nasal externe*, ou sous-trochléaire, qui se distribue à la paupière, à l'appareil conducteur des larmes, à la partie supérieure du côté du nez et à la région intersourcilière; le *nasal interne*, ou rameau ethmoïdal, dont une branche se distribue à la muqueuse des fosses nasales, et dont l'autre, filet naso-lobaire, traversant le tissu fibreux qui unit l'os du nez au cartilage latéral, se répand dans les téguments de la moitié inférieure du nez.

Le *nerf nasal* fournit, en outre, 2 à 3 filets ciliaires longs (rameaux ciliaires directs), et donne la racine grêle et longue du ganglion ophthalmique, d'où partent les nerfs ciliaires courts (rameaux ciliaires indirects).

Les *nerfs de la conjonctive* viennent des rameaux frontal, lacrymal et nasal. Papenheim a signalé quelques filets nerveux ciliaires se rendant directement de la sclérotique à la conjonctive.

Les *nerfs de la cornée* (Cohnheim, Kolliker, Hoyer) viennent des nerfs ciliaires. Quelques-uns proviendraient des nerfs de la conjonctive, et passeraient directement du limbe conjonctival dans la cornée (Petermoller). La cornée, suivant Cl. Bernard, ne recevrait que des filets ciliaires indirects ; mais, pour d'autres anatomistes, à la fois des ciliaires indirects et des ciliaires directs.

L'*iris et la choroïde* reçoivent des filets ciliaires directs et des filets indirects.

Les *filets sympathiques*, destinés à l'œil et aux environs de l'œil, proviennent de deux voies différentes : 1° *les uns*, nés du centre cilio-spinal, sortis de la moelle avec les racines antérieures (Budge, Salkowski), viennent du ganglion cervical supérieur et se rendent à l'œil de trois manières (Wegner). Une partie de ces filets est accolée étroitement à la carotide et à ses branches et arrive à l'œil avec les vaisseaux ciliaires; une autre abandonne la carotide et se jette dans le ganglion de Gasser, quelques rameaux du plexus caverneux vont directement au rameau opthalmique; une troisième partie constitue la racine sympathique du ganglion ophthalmique, et se distribue à l'œil par la voie des ciliaires courts; 2° *les autres* se joignent, en dedans de la protubérance, à la branche sensible du trijumeau, s'y réunissent en un faisceau et se jettent avec elle dans le ganglion de Gasser. Ces der-nières fibres sympathiques, réunies aux premières, rayonnent dans toute la périphérie de la cinquième paire (Stellwag von Carion). Ce faisceau ne contiendrait aucune fibre motrice de l'iris; en effet, l'excitation du ganglion de Gasser, après l'ablation du ganglion cervical supérieur, ne dilate plus la pupille (Budge). Il renfermerait des filets propres qui manquent dans le cordon cervical sympathique, et sont en rapport avec la nutrition de l'œil; d'où le nom de nerfs trophiques (Stellwag von Carion).

Ganglion de Gasser. Les recherches histologiques modernes assimilent complétement le ganglion de Gasser aux ganglions spinaux dans lesquels, suivant les observations de Stannius, d'Axmann, de Remak, d'Ecker, de Vulpian et de Kolliker, on rencontre surtout des cellules unipolaires. Les fibres nerveuses sensitives ne font simplement que traverser le ganglion, dit Kolliker, et des cellules unipolaires naissent des fibres nouvelles, de moyenne grandeur, qui suivent le trajet des rameaux afférents et semblent se distribuer ultérieurement comme eux. Ce sont ces filets que Samuel et Bœrensprung appellent filets trophiques.

En résumé, la branche ophthalmique innerve le globe oculaire, et couvre de ses rameaux le côté correspondant du nez, de la racine à la pointe, et *tout le territoire cutané compris* entre le bord postérieur du pariétal et une ligne horizontale étendue de l'angle interne de l'œil à l'apophyse orbitaire externe, et deux lignes verticales réunissant les extrémités des deux premières. Dans ce district, se terminent les branches frontales, lacrymales et nasales ; c'est lui qui est le siége du zona ophthalmique. Si l'éruption franchit ces limites, elle suit alors le trajet d'une branche émanée d'un autre tronc nerveux. Les recherches minutieuses du professeur A. Voigt (Mémoires de l'Académie imp. de Vienne, 1864) démontrent que les filets d'un nerf sensitif, quelles que soient les anomalies que celui-ci présente dans son trajet, se rendent toujours en dernier ressort à une même portion déterminée de la peau.

PREMIÈRE PARTIE

ÉTUDE SYMPTOMATIQUE DU ZONA OPHTHALMIQUE ET DES LÉSIONS OCULAIRES QUI L'ACCOMPAGNENT

Avant de commencer la description symptomatique du zona ophthalmique, il me semble utile de donner la relation des faits que j'ai observés, et de celui que le docteur Laillier a eu la bienveillance de me communiquer. Ce sera là, je pense, une excellente introduction à cette étude; chacune, en effet, de ces observations présente dans son début, dans sa marche, dans la distribution de l'éruption et les phénomènes concomitants, quelques traits qui la distinguent des autres; le lecteur aura ainsi sous les yeux des types différents de zona frontal.

OBSERVATION I.

Zona ophthalmique du côté gauche. — Kératite; perforation de la cornée.

Le 8 juillet 1870, est entré à l'hôpital des cliniques, au numéro 36 de la salle des hommes, le nommé B***, Eugène, âgé de 65 ans, commis des contributions indirectes.

Sa mère est morte fort jeune, son père à 56 ans, d'une affection de poitrine. Pour lui, il a toujours joui d'une excellente santé; il n'a jamais été sujet aux névralgies, n'a eu aucune maladie sérieuse; pas de syphilis.

Il raconte qu'il y a deux ans, au mois de juillet 1868, il lui vint tout d'un coup, sans cause connue, en une nuit, un érysipèle du côté gauche du front. Ce prétendu érysipèle, exactement limité au côté gauche, n'a été précédé d'aucune douleur; mais, aussitôt après son apparition, le malade éprouva des douleurs très-violentes dans la région correspondante de la tête. Son médecin, dans le but de calmer ces douleurs, lui fit mettre sur le front des compresses froides et de la glace. Pendant cet érysipèle, l'œil gauche se prit et devint douloureux; son médecin le lui cautérisa tout d'abord, et bientôt lui annonça qu'il était perdu définitivement. L'état de l'œil ne s'améliorant pas et les douleurs continuant à être très-violentes, le malade alla, en mars ou en avril 1869, consulter un docteur des environs; ce dernier fut d'avis, pour sauvegarder l'œil droit, d'opérer l'œil gauche. L'opération fut, en effet, pratiquée quelques jours après, elle consista à fendre la cornée et à vider le globe oculaire. Elle ne fut suivie d'aucun soulagement, les douleurs persistèrent avec toute leur violence; des vésicatoires appliqués sur les points douloureux et saupoudrés de chlorhydrate de morphine ne parvinrent pas à les calmer; elles étaient continues, accompagnées d'élancements, principalement la nuit. Il lui semblait, en même temps, que toute la moitié gauche du front et de la face était engourdie. Enfin, n'y tenant plus, il vint à Paris chercher un remède à ses tortures.

A l'examen, voici ce que l'on constate :

Le globe oculaire gauche a le volume d'une grosse noisette; il est enfoncé dans l'orbite, les paupières sont déprimées sur lui; sur sa partie antérieure existent les traces d'une incision cruciale, indiquée par un sillon noirâtre. Les mouvements du globe oculaire sont intacts, mais l'œil est très-douloureux, le moindre contact est suivi de sensations très-pénibles. La fente palpébrale est plus petite que celle du côté opposé; le bord ciliaire a disparu à la partie interne.

Le côté gauche de la face est sillonné, principalement autour de l'orbite, de rides profondes. La moitié gauche du front, la tempe, les deux tiers antérieurs du cuir chevelu, la moitié latérale du nez, la joue gauche sont congestionnés, beaucoup plus rouges que les mêmes parties du côté droit. La rougeur est exactement limitée par la ligne médiane.

Sur le front, immédiatement à gauche de la ligne médiane, on voit une ligne verticale, blanchâtre, commençant à l'extrémité interne du sourcil et se perdant dans les cheveux; elle est constituée par une série de points déprimés, isolés ou confondus par leurs bords, analogues aux cicatrices que laisse après elle la variole, et dont quelques-uns ont le volume d'une lentille. Cette ligne de cicatrices suit exactement la direction du frontal interne. Aucune d'elles ne dépasse la ligne médiane. En dehors de cette ligne en existe une autre, moins nette, sur le trajet du frontal externe. Enfin, sur le front et la partie antérieure de la tempe, on voit quelques cicatrices isolées et disséminées.

Sur la paupière supérieure, pas de dépressions cicatricielles, mais à la racine du nez, sur la partie latérale gauche, on trouve quelques cicatrices dont les unes sont situées au-dessus, et les autres au-dessous de l'angle interne de l'œil.

Le malade éprouve dans la moitié gauche de la face, à l'exception de la mâchoire inférieure, de véritables douleurs névralgiques. Elles suivent le trajet des rameaux de la cinquième paire, mais elles se font surtout sentir sur le front, les paupières et le nez. Le moindre mouvement les exaspère. Des foyers douloureux, points douloureux de Valleix, existent au niveau du trou sus-orbitaire, et au point d'émergence du nerf naso-lobaire. Le malade ne peut plus se faire raser, il redoute le moindre attouchement, et dès qu'on l'approche il se rejette brusquement en arrière. Il affirme, en outre, qu'il a une sensation d'engourdissement dans tout le côté gauche de la face, et que « ses dents de la mâchoire supérieure lui paraissent être des raves. »

Les détails que je viens d'énumérer : la délimitation très-exacte de l'affection, à un seul côté, son début brusque, rapide, sans aucun phénomène prodromique, la participation de l'œil à la maladie, l'apparition de violentes douleurs névralgiques au moment même où l'éruption est accomplie, enfin la présence des cicatrices, permettent d'affirmer que le malade a été atteint d'un zona ophthalmique et non d'un érysipèle. L'apparition de l'affection de l'œil (sur laquelle nous ne pouvons avoir de renseignements positifs, mais que l'on peut supposer, avec raison, avoir été une kératite terminée par la perforation de la cornée), pendant l'éruption, rattache évidemment cette affection oculaire à l'éruption cutanée elle-même. C'est, du reste, à ce diagnostic que s'arrête le professeur Richet ; mais convaincu que les douleurs névralgiques actuelles dépendent uniquement de la présence du moignon oculaire, et de l'existence, dans ce moignon, d'une partie de l'iris, du cercle ciliaire et des nerfs iriens, il propose au malade l'amputation de l'œil. Pratiquée quelques jours après, l'opération réussit à merveille ; les douleurs diminuèrent chaque jour graduellement, et le 24 juillet, le malade, parfaitement guéri, quitta l'hôpital.

OBSERVATION II.

Zona ophthalmique du côté droit. — Pas de vésicules sur le nez. Iritis et kératite.

Mademoiselle X... se présente le 5 juillet 1870 à la consultation du docteur Galezowski. Cette jeune fille est faible, chétive, chloro-anémique. Elle tousse depuis quelque temps, et on conseille à ses parents de l'emmener dans le Midi.

Elle est à Paris depuis 15 ou 16 ans. Elle a depuis quelque temps des attaques d'hystérie ; en dehors de ses attaques elle éprouve fréquemment les phénomènes de la boule hystérique ; perversion des fonctions digestives, appétit capricieux, douleurs épigastriques. Aucun traitement n'a pu modérer ces attaques.

Elle n'avait jamais souffert des yeux, quand, il y un mois, elle éprouva des douleurs névralgiques très-violentes dans la partie droite du front, la tempe et la moitié correspondante de la face. Au bout de 3 jours, des vésicules se formèrent sur le front, dans le sourcil. Pendant la durée de l'éruption, les douleurs persistèrent avec leur intensité première; l'éruption suivit sa marche habituelle, mais au moment où les vésicules se séchaient, il survint une nouvelle poussée sur la paupière supérieure.

Pendant les 15 premiers jours, l'œil droit fut seulement un peu congestionné, mais, au moment de la seconde poussée, il devint très-rouge; en même temps les douleurs du front et de la tempe augmentèrent d'intensité.

5 *juillet*. — Des croûtes et quelques vésicules existent sur la partie droite du front, disposées sous forme de lignes descendant verticalement sur le sourcil, dans la direction des nerfs sus-orbitaires; il y a également quelques croûtes dans le sourcil. Sur la paupière supérieure on remarque quelques vésicules qui commencent à se flétrir. Il n'en existe aucune sur le côté du nez, ni à la pointe, ni à la racine.

Les douleurs névralgiques sont toujours violentes dans le côté correspondant de la face; les dents, toutes saines, sont douloureuses; la peau, sur tous les points que l'éruption à envahis, est sensible au toucher, moins cependant que celle du côté opposé.

L'œil droit est rouge, la conjonctive est injectée, la cornée n'est pas altérée; la malade ne peut supporter la lumière. L'iris est un peu changé de couleur; la pupille immobile, est contractée, moins large que la pupille gauche. On ne voit pas de fausse membrane dans le champ pupillaire; cercle périkératique. M. le docteur Galezowski reconnaît une iritis au début.

Collyre à l'atropine; frictions sur la tempe avec une pommade morphinée.

Depuis l'éruption, la malade a bon appétit, les attaques hystériques ont complétement cessé.

Le 11, les douleurs névralgiques ont très-peu diminué : la rougeur de l'œil est moins vive. L'atropine a dilaté la pupille et l'on aperçoit un léger dépôt de pigment sur la capsule antérieure du cristallin. A la partie inférieure de la cornée existe une petite ulcération qui paraît être de formation récente et a succédé à une petite phlyctène. Pas de nouvelles vésicules sur la peau.

Sulfate de quinine. Arséniate de soude à l'intérieur.

Je n'ai plus eu l'occasion de revoir cette malade. Le docteur Galezowski m'a appris que les phénomènes oculaires avaient rapidement cédé; les douleurs disparurent complétement, mais elles furent remplacées par l'anesthésie de la surface cutanée envahie par l'éruption.

OBSERVATION III.

Zona ophthalmique du côté gauche. — Kératite et iritis.

Le 13 septembre 1871 se présente à la clinique du docteur Galezowski, le nommé Troutet François, âgé de 33 ans, commis-libraire.

Dans sa famille, aucun antécédent digne d'être noté.

Il s'est toujours bien porté, et n'a pas eu la syphilis. Il y a deux mois, il a eu de la diarrhée, elle a duré un mois, et il a dans les derniers jours rendu un peu de sang.

Il y a aujourd'hui 4 semaines, tout à coup, sans cause connue, sans maladie antérieure, il fut pris de douleurs violentes, continues, accompagnées d'élancements semblables, dit-il, à des courants électriques. Ces douleurs occupaient la moitié gauche du front, principalement le tiers interne de l'arcade orbitaire, la joue, la mâchoire supérieure, la face latérale gauche du nez. L'œil est en même temps devenu très douloureux, il a rougi; mais néanmoins le malade a continué de remplir son emploi, de lire et d'écrire. Au bout de 10 jours, pendant lesquels les douleurs furent continues, un jeudi matin, il vit sur la partie interne de la moitié gauche de son front, des plaques rouges, étendues sous formes de lignes verticales, parfaitement limitées par la ligne médiane, comme si, d'après son expression, la démarcation avait été tracée au cordeau. Les plaques apparurent aussi sur la face latérale du nez. Quelques heures après, les paupières gauches se gonflèrent, devinrent œdémateuses et plus douloureuses. Le samedi matin, les plaques rouges du front et du nez étaient recouvertes de vésicules, de véritables cloques.

Par suite du gonflement des paupières, l'œil gauche resta complétement fermé pendant 4 jours. Les douleurs oculaires n'augmentèrent pas d'intensité, les douleurs névralgiquespersistèrent. Les paupières de l'œil droit se gonflèrent également mais sans douleur.

Lorsqu'au bout de 4 jours, il put ouvrir ses paupières, il fut effrayé d'y voir confusément de son œil gauche, et de ne plus pouvoir supporter la lumière. Il fit appeler son médecin ; celui-ci constata plusieurs petites ulcérations sur la cornée, et ordonna un collyre à l'atropine.

Le 13 septembre il vint à la clinique du docteur Galezowski, qui eut la bonté de me faire prévenir. Je vis le malade le 16 septembre.

Le 16 septembre, sur le front, on voit deux lignes rouges, presque continues et sur ces rougeurs existent des cicatrices, disposées sous forme de deux lignes verticales. La ligne externe part du trou sus-orbitaire et finit au cuir chevelu. La ligne interne part de l'extrémité interne du sourcil et remonte également ment dans les cheveux. Les cicatrices de la ligne externe sont profondes, de la largeur d'une lentille; quelques-unes sont plus larges, irrégulières, et résultent de la réunion de deux ou trois cicatrices ; celles de la ligne interne sont plus petites, arrondies. Sur le nez une cicatrice se trouve un peu au-dessus de l'angle interne de l'œil, une autre sur le côté de la racine du nez; au niveau de l'émergence du nasolobaire, se voit un groupe de 2 ou 3 cicatrices profondes et déprimées. Au-dessous de ce point, il y en a encore quelques autres plus petites. La plus inférieure existe au niveau même de l'ouverture de la narine, à la réunion de la peau et de la muqueuse.

De ces dépressions cicatricielles, les unes sont encore recouvertes de croûtes jaunâtres ou brunes, faciles à détacher; les autres sont d'un rouge cuivré, profondes, comme celles qui suivent l'éruption variolique.

Œil gauche.—La paupière supérieure est encore œdématiée, rouge, surtout au niveau du bord ciliaire, ses vaisseaux sont développés. Elle ne porte aucune cicatrice. La paupière inférieure est normale.

La conjonctive palpébrale est d'un rouge vif, la conjonctive bulbaire est très-rouge, et cette rougeur est constituée par de nombreux vaisseaux se dirigeant sous forme de pinceaux vers la cornée. Au-dessous se voit une rougeur plus profonde, due aux vaisseaux de la sclérotique.

Sur la cornée existent six petites ulcérations superficielles, du volume d'une tête d'épingle, formant deux groupes, un supérieur et un inférieur. Le malade a toujours de la photophobie.

Le 13 septembre, le docteur Galezowski a constaté les signes d'une iritis légère : changement de coloration de l'iris, rétrécissement de la pupille, cercle périkératique ; mais aujourd'hui, 16 septembre, la pupille a sa forme régulière, l'iris se dilate et se contracte normalement; il est cependant encore plus terne que celui du côté opposé. Pas d'exsudats.

Douleurs. — L'œil gauche est peu douloureux, mais il ne peut supporter la lumière.

Il éprouve encore des douleurs dans le moitié gauche de la tête, principalement quand il remue les mâchoires, mais elles ne paraissent pas suivre un trajet déterminé et ne sont pas plus vives sur le trajet des nerfs frontaux et du nerf nasal. Un point douloureux existe à la pression, au niveau du trou sus-orbitaire. Il se sent la tête lourde, il lui semble qu'elle pèse 100 kilos. La sensibilité est conservée; nulle part d'anesthésie.

Le 25. — La conjonctive est toujours rouge, la paupière un peu œdématiée. La photophobie persiste, mais à un moindre degré. L'œil est .très-peu douloureux ; les douleurs de tête existent à peine. La pupille, l'iris sont normaux. Les ulcérations et la cornée sont cicatrisées et remplacées par 6 petites taches blanchâtres.

Le 30. — L'œil est encore rouge ; en portant des lunettes bleues, le malade peut sortir, se promener.

OBSERVATION IV.

Zona du front et du cuir chevelu, à gauche, sur le trajet des branches sus-orbitaires. — Congestion de la conjonctive, larmoiement. — Photophobie. — Léger trouble de la cornée. — Anesthésie consécutive.

Je dois la première partie de cette observation à mon excellent collègue et ami le docteur Rück, chef de clinique du professeur Bouillaud.

Laurent Marie, âgée de 47 ans, domestique, demeurant rue d'Argenteuil, n° 33, entre à l'hôpital de la Charité le 15 janvier 1872, Salle Sainte-Madeleine, n° 27.

Pas d'antécédents rhumatismaux.

La maladie qui amène madame Laurent à l'hôpital, a commencé, il y a 6 jours, par des douleurs vives du côté gauche de la face, principalement au niveau des régions temporale et frontale ; douleurs continues avec exacerbations fulgurantes. En même temps l'œil gauche est devenu rouge, larmoyant, sensible à la lumière, douloureux. Dès ce moment, frisson violent, fièvre vive, perte d'appétit, nausées, vomissements, constipation.

Le deuxième jour, un gonflement dur et douloureux au toucher commence au niveau des paupières de l'œil gauche et occupe bientôt toute la région malade ; il n'y a alors aucune éruption boutonneuse, mais une coloration rouge, également disposée sur toute la région œdématiée. Les élancements, plus forts que la veille, semblaient suivre plus particulièrement le trajet du nerf frontal. Ces accès se répétaient à chaque instant. Insomnie complète; la fièvre continue, frissons répétés, vomissements. Un médecin consulté, constate une névralgie, prescrit des pilules et une purgation et fait appliquer un vésicatoire derrière l'oreille.

Le troisième jour, les douleurs sont moins vives, le gonflement descend sur la joue gauche et atteint l'oreille; à droite, il gagne les paupières et s'étend un peu sur le front et la tempe sans atteindre l'oreille; à gauche, il gagne le cuir chevelu et occupe toute la région pariétale. La fièvre persiste et avec elle la constipation, les urines rares et chargées, l'inappétence absolue. De petites ampoules de la grosseur de la moitié d'une noisette se sont produites dès le troisième jour, sur le front gauche, la tempe et dans les cheveux. Ce jour même les ampoules se déchirent et laissent suinter un liquide séreux, incolore, mais il se forme très-rapidement des croûtes assez épaisses et de coloration noirâtre.

L'état de la malade se modifie alors très-peu pendant les jours suivants et elle entre à l'hôpital, présentant alors précisément les caractères que nous venons de décrire; les paupières à gauche sont œdématiées au point de rendre impossible l'examen de l'œil; il y a un érythème étendu un peu à droite, cependant de ce côté les paupières peuvent s'ouvrir. Sur toute la région on constate, mais *à gauche* seulement, des croûtes noirâtres et par places des phlycthènes qui laissent échapper un liquide citrin. La fièvre est encore vive, l'appétit nul, la soif excessive; les douleurs sont beaucoup moins vives qu'au début; il y a cependant une sensation générale de brûlure de toute la région malade, et de temps en temps des élancements qui paraissent suivre le trajet des nerfs frontaux. Purgatif, cataplasmes de fécule, diète.

Vers le huitième jour, l'aspect de l'éruption se modifie; le gonflement a complétement disparu à droite, les paupières à gauche se laissent entr'ouvrir, et permettent de voir une conjonctive très-congestionnée. *La cornée est transparente, l'iris paraît sain, sauf un certain degré de paresse* ; la vue est troublée ; d'ailleurs peu de sensation douloureuse ; la fièvre est tombée, et l'appétit commence à revenir.

24 *janvier.* — L'œdème a presque complétement disparu ; la maladie est tout à fait localisée au côté gauche. Là encore il existe une rougeur manifeste qui se termine nettement à la ligne médiane. Les tissus sont encore épaissis, indurés, et des croûtes noirâtres sont disséminées sur toute la région frontale, temporale et pariétale gauche ; leur disposition est irrégulière, mais il est remarquable qu'elles ne dépassent jamais la ligne médiane ; elles dessinent à ce niveau une sorte de ruban vertical de la largeur d'un centimètre environ, étendu de la racine du nez aux cheveux, et constitué, comme les autres groupes éruptifs par la réunion d'un nombre variable de croûtes assez épaisses, affectant une forme à peu près circulaire et de dimensions variées.

L'état de l'œil est plus facile à apprécier ; la lumière est difficilement tolérée, *l'iris se contracte difficilement* ; *la cornée est à peine trouble*, la conjonctive très-fortement congestionnée.

Le 22. — Même état. Photophobie persistante. Collyre à l'atropine.

Le 24. — L'amélioration continue ; cependant les fonctions digestives s'effectuent toujours mal ; valérianate d'ammoniaque, 0,10 centigrammes en une potion.

Le 25. — Les croûtes commencent à tomber, l'œil est beaucoup moins congestionné, l'état gastrique presque dissipé.

Le 28. — Le mieux continue.

Le 29. — Elle commence à ouvrir l'œil plus facilement, *la sensibilité est obtuse du côté malade.*

Je vis la malade pour la première fois le 2 février.

2 *février.* — Le côté gauche du front est encore rouge sombre ; la rougeur s'arrête à la ligne médiane, et est limitée en dehors par une ligne qui monterait obliquement de l'apophyse orbitaire externe à la partie supéro-antérieure de la tempe. Les croûtes et les cicatrices qui recouvrent cette surface sont assez irrégulièrement disposées ; au niveau du

trou sus-orbitaire existent deux grosses croûtes noirâtres, et au-dessus quelques cicatrices. A la partie externe de la région frontale, le long de la ligne oblique limitant la rougeur, se voit un troisième groupe. Le ruban interne est très-net.

Les croûtes dans les cheveux sont épaisses, saillantes et noirâtres, réunies en plusieurs groupes. L'une d'elles siége tout à côté de la ligne médiane, sur la partie la plus saillante du vertex, vers le bord postérieur du pariétal. En aucun point elles ne dépassent la ligne médiane.

Une petite cicatrice siége sur la paupière supérieure, près du bord palpébral, à la réunion du tiers interne et des deux tiers externes.

Sur le nez, il n'existe qu'une seule croûte à la racine de l'organe.

Examen de l'œil. — La paupière supérieure est encore gonflée. La conjonctive palpébrale et bulbaire, est vivement injectée, surtout aux deux angles de l'œil. Les vaisseaux forment de nombreuses arborisations se dirigeant vers la cornée. Larmoiement toujours intense; la photophobie a diminué, mais l'œil reste toujours sensible à la lumière. La pression du globe oculaire est un peu douloureuse. *La cornée est transparente*, *l'iris normal* et dilaté par l'atropine. La malade voit toujours trouble. L'examen ophthalmoscopique, pratiqué par le docteur Galezowski et par moi, permet de constater l'intégrité du champ papillaire, et à la périphérie du cristallin, quelques opacités, signe d'une cataracte commençante. Le fond de l'œil est normal, la papille est nette; sur un des vaisseaux papillaires existe un étranglement, comme s'il y avait en ce point obstruction du vaisseau.

État de la sensibilité, front et crâne. — La malade éprouve toujours au niveau du front et du cuir chevelu, une sensation pénible de picotement et de brûlure. Cette sensation augmente par moments, et s'accompagne souvent d'élancements douloureux suivant la direction des branches nerveuses. La pression sur le point d'émergence du frontal externe et du sous-orbitaire, éveille de la douleur.

En même temps, le front, la paupière supérieure, le cuir chevelu, jusqu'au sommet du vertex, sont insensibles à tous les excitants. J'ai beau piquer la peau avec une épingle la malade ne perçoit aucune sensation douloureuse. Il y a anesthésie complète, analgésie et thermo-paralysie. L'anesthésie est rigoureusement limitée par la ligne médiane et la ligne oblique, signalées plus haut. Sur la paupière supérieure, une petite bande de un à deux millimètres de hauteur, le long du bord ciliaire, a conservé un peu de sensibilité à la douleur.

Sur le nez la sensibilité est normale.

Œil. — L'œil est encore douloureux. La cornée est complétement anesthésique, je puis promener une plume à sa surface sans que la malade paraisse s'en douter. La conjonctive qui entoure la cornée est également insensible ; en dehors de cette zone, les excitations sont perçues et la malade dit alors que ça la pique, que ça la brûle, mais par moments elle ne les perçoit pas.

Le 11. — Les sensations douloureuses de brûlure et de picotement sont actuellement bornées au front et à l'œil. — L'anesthésie et l'analgésie n'ont pas diminué, la cornée est toujours insensible. La vue est toujours un peu trouble, l'œil sensible à la lumière, la malade a presque toujours les paupières fermées.

La peau du front est encore rouge, rugueuse. Toutes les croûtes sont tombées et sont remplacées par des cicatrices légèrement blanchâtres.

Appétit bon. Etat général excellent.

Le 19. — Aucun changement. La malade quitte l'hôpital.

3 *mars*. — Les sensations de picotement et de brûlure, persistent encore sur le front. L'anesthésie occupe toujours les mêmes points (front, cuir chevelu, cornée). La peau du front est plus rouge à gauche qu'à droite. Encore un peu de trouble de la vue et de sensibilité à la lumière ; œil peu douloureux.

OBSERVATION V.

Fièvre herpétique. — Éruption zostéroïde de la face, bilatérale, et suivant
le trajet des branches du trijumeau.

Je dois cette observation à la bienveillance de M. le docteur Laillier, médecin de l'hôpital Saint-Louis, et de mon collègue M. Renaut.

Triquet Céline, 25 ans, domestique, entre le 22 novembre 1871, à l'hôpital Saint-Louis, salle Saint-Thomas, n° 1.

Son père est mort tuberculeux, sa mère de suites de couches.

Quelques antécédents de lymphatisme dans la première enfance : croûtes de lait, ophthalmies, etc. — Réglée à 12 ans, régulièrement depuis. Primipare. L'enfant, âgé de 5 ans, est mort l'an dernier de la pierre vésicale (taillé aux enfants), des suites de l'opération. Il y a 3 ans, cette jeune femme descendit dans une cave très-froide, pendant l'été, et y contracta un rhumatisme articulaire fébrile qui se généralisa et la tint perclue pendant 3 mois. Depuis lors il s'est reproduit des douleurs articulaires, il y a 1 mois environ, siégeant dans les coudes et dans les genoux. Cette jeune femme est sujette à des migraines très-violentes au commencement de chaque hiver.

L'été elle n'a généralement aucun appétit, et chaque matin elle éprouve des crampes d'estomac. Depuis ces derniers mois elle éprouve, outre les douleurs articulaires, des maux de gorge qui mécaniquement l'empêchent de manger, d'où une alimentation encore plus insuffisante que d'habitude.

Actuellement, tout le fond de la gorge est extrêmement rouge, les amygdales sont tuméfiées, la langue est blanche, l'haleine fétide, la bouche amère.

Le 16 novembre à trois heures elle fut prise de frissons très-intenses qui durèrent trois heures environ. Vomissement. La fièvre continua et, dès le lendemain, des rougeurs congestives parurent au visage. En même temps la céphalalgie frontale, qui était devenue presque habituelle depuis quelques jours, s'exagéra. La malade prit un purgatif, des gargarismes, garda la chambre jusqu'à ce jour. Actuellement l'état saburral dure encore, la fièvre persiste. Pouls 130. Température 37°,2/5.

Elle porte sur la face une éruption d'herpès ainsi distribuée :

Sur la *paupière supérieure droite* existe un grand nombre de petites vésicules déjà avancées dans leur évolution. Les cils sont agglutinés. La conjonctive est rouge. Il y a un peu de *kératite* superficielle et un très-léger degré de photophobie. D'une manière générale, on peut rapporter les îlots d'herpès aux ramifications du nerf lacrymal et nasal.

Au-dessus du sourcil à un travers de doigt suivant la direction de la branche ascendante du nerf sus-orbitaire, existe un second îlot d'herpès, gros comme deux ou trois lentilles ; un autre *à la racine du nez*, une troisième à l'union de la partie osseuse avec le cartilage du nez, superposé au point d'émergence du nerf naso-lobaire.

Sur le *bout du nez, les narines, et dans les narines,* aussi bien à droite qu'à gauche, existent d'assez nombreuses vésicules d'herpès qui déterminent un coryza symptomatique. La malade mouche des croûtes et éprouve de la douleur en se mouchant.

Autour des lèvres, existe une éruption très-discrète. Sur la pommette droite existe un îlot assez considérable d'herpès, de forme semi-lunaire, superposé au trou sous-orbitaire. Du côté gauche, au niveau de l'os jugal, existe une plaque d'herpès de la grandeur d'une pièce de 20 centimes.

Il résulte de cette description :

1° Que tous ces groupes d'herpès sont superposés aux points d'émergence connus des filets de la branche ophthalmique de Willis, et même, sur certains points, à des branches du maxillaire supérieur et de l'auriculo-temporal.

2° En second lieu, les groupes herpétiques dépassent la ligne médiane, ce qui est contraire à l'hypothèse d'un zona simple de la face.

3° Aucune des plaques herpétiques n'est recouverte de points douloureux.

La malade est constipée. Elle mange cependant un peu, malgré sa fièvre. Traitement commencé le 23 novembre. Julep diacodé.

24 novembre. — Sur la cornée existe une *kératite superficielle ponctuée* avec deux ou trois plaques superficielles ulcéreuses, d'environ un millimètre carré, lésions qui n'avaient pu être constatées hier à la lumière artificielle.

4 décembre. — Tous les accidents fébriles ont disparu, les croûtes de l'éruption herpétique sont tombées, il n'y a plus à l'œil qu'un peu d'épiphora avec de la rougeur de la conjonctive. Sur la cornée trois taies extrêmement légères occupent la place des ulcérations. Aucune douleur névralgique. Très-bon appétit.

OBSERVATION VI.

Zona ophthalmique du côté gauche. — Kératite interstitielle.

Je viens de voir (6 juin) un nouveau cas de zona ophthalmique à l'hôpital de la Pitié, dans le service de M. le docteur Duplay, qui a eu l'extrême obligeance de me faire prévenir. Je ne puis donner ici l'observation détaillée; on la trouvera à la fin du résumé des observations.

L'étude symptomatologique du zona ophthalmique comprendra deux parties distinctes; dans un premier chapitre, j'étudierai les phénomènes qui appartiennent en propre à l'éruption cutanée, qui la précèdent, l'accompagnent ou la suivent; et, dans un second, les modifications oculaires qui s'ajoutent aux manifestations cutanées, et qui constituent le côté vraiment intéressant de cette affection.

Je tiens, avant tout, à déclarer que cette étude est basée

sur l'analyse rigoureuse des 98 observations que j'ai rassem-
blées. Malheureusement, beaucoup de ces observations ne
sont pas rapportées avec tous les détails désirables, et ont
souvent été prises à un point de vue exclusif. Aussi, lorsqu'à
propos de tel ou tel phénomène, je donnerai des chiffres, il
doit être bien entendu que ces chiffres n'auront pas une
valeur absolue, mais qu'ils représenteront seulement le
nombre de cas où le symptôme en question aura été expressément noté.

CHAPITRE PREMIER

Description de l'éruption cutanée ; phénomènes qui l'accompagnent.

---

§ I. — MODE DE DÉBUT.

Le zona frontal peut être précédé de phénomènes précurseurs ou prodromiques ; il peut, au contraire, apparaître d'emblée.

A. — *Phénomènes prodromiques ou antérieurs à l'éruption.*

Il doivent être distingués en phénomènes *locaux* et *généraux*.

a. — Phénomènes locaux.

Ils consistent essentiellement en des modifications de la sensibilité ; les phénomènes douloureux tiennent, sans contredit, le premier rang et sont les ayant-coureurs les plus fidèles et les plus constants de l'éruption. Nous les trouvons, en effet, avant toute manifestation cutanée, dans 47 cas où le mode de début a été soigneusement établi.

Le plus habituellement, ces douleurs sont constituées par de véritables *douleurs névralgiques.* Tous les auteurs qui se sont occupés du zona ophthalmique, et, parmi eux, Hutchinson, Bowman, Steffan, R. Jacksch, J. Kocks, leur ont assigné ce caractère précis. Le docteur Parrot (1), dans ses considérations sur le zona, a particulièrement, et avec raison, insisté sur ce fait, et son opinion se trouve entièrement justifiée par le zona frontal. Je ne puis donc accepter l'assertion d'Hebra (2), qui affirme « qu'aucune douleur « grave ne précède l'éruption, » et qui regarde « comme « *anormaux* les cas dans lesquels une névralgie grave accompagne l'attaque de zona. » Cette épithète devrait plutôt être appliquée aux faits opposés.

Dans un très-petit nombre de cas, cependant, les douleurs semblent ne pas avoir eu le caractère franchement névralgique : elles étaient diffuses, sans siége défini, limitées à une moitié de la tête; il y avait une véritable hémicranie. Cette hémicranie peut coïncider avec les douleurs névralgiques (n° 3).

Mais il est ici indispensable d'établir une distinction basée sur l'époque plus ou moins éloignée à laquelle les douleurs remontent.

Dans une première série de faits, la douleur névralgique ne précède l'éruption que d'un temps relativement court, de quelques heures, de 1, 2, 3 ou 4 jours. Apparaissant subitement, fréquemment sans raison appréciable elle peut occuper une moitié de la face, toutes ou presque toutes les branches du trijumeau; souvent aussi, elle se limite aux

(1) Considérations sur le zona, par Jules Parrot, interne des hôpitaux. Paris, 1857, Louis Leclerc.

(2) Traité des maladies de la peau; Hebra, traduit par Doyon, p. 371. Paris, 1874.

branches dont le territoire cutané va tout à l'heure devenir
le siége de l'éruption, au front, à la tempe, à la moitié du
nez ; quelquefois aussi elle occupe un point seulement d'une
branche nerveuse, se restreint à l'œil, aux environs de l'œil
(n° 85), au sourcil. Mais, fait remarquable, la douleur occupe constamment le côté de la face sur lequel vont se développer les vésicules. Légères dans quelques cas, les douleurs
sont parfois d'une intensité extraordinaire, comme dans le
cas rapporté par Kreitmair, qui paraissait étonné de tant de
sensibilité chez un homme robuste. La quatrième observation que je rapporte est un exemple bien net de ce mode de
début. Dès le début aussi (n° 76 et autres), la douleur peut
s'accompagner d'une sensation d'engourdissement de la région. Le malade peut, en outre, éprouver des douleurs dans
le cou (n° 2), au niveau de l'apophyse mastoïde (n° 35), ou
de violentes douleurs d'oreille (n° 22).

Dans ces cas, cette névralgie primitive doit être considérée, comme nous chercherons à le démontrer plus loin,
comme la première détermination du processus pathologique qui aboutira ensuite à l'éruption cutanée. Elle lui
appartient, elle est le phénomène primordial de la maladie.

Dans une seconde série, les douleurs névralgiques sont
antérieures à l'éruption de plusieurs jours (8 fois, n°ˢ 35,
3, 8, 53, 21, 44, 47, 87), de quelques jours à 8, 10 et même
15 jours. Elles ont absolument les mêmes caractères que
celles des cas précédents, et ne s'en distinguent que par une
plus longue durée.

Enfin, *dans une troisième série* comprenant un nombre de faits plus restreint, le malade est depuis beaucoup plus longtemps tourmenté par des douleurs névralgiques plus ou moins franches. Dans un cas de F. M. Mac-

kenzie (1); observé dans l'Inde, le malade était, depuis
3 mois, atteint d'une névralgie rebelle; dans un autre, dû à
Traube (2), les douleurs névralgiques existaient depuis
1 mois. Le docteur Mougeot (3) cite, dans sa remarquable
thèse inaugurale sur les troubles de nutrition consécutifs
aux affections des nerfs, un fait du même genre, recueilli
dans le service de M. Charcot; la malade souffrait depuis
assez longtemps de douleurs vagues dans le côté gauche de
la tête.

On peut vraiment dire, dans ces derniers faits, que le
zona est venu compliquer une névralgie faciale antérieure
plus ou moins franche. Je me contente, pour le moment, de
cette simple indication; mais je dois faire remarquer que,
dans le cas cité plus haut de M. Charcot, la malade ressentit, 2 ou 3 jours avant l'apparition de l'éruption cutanée, des
élancements très-pénibles dans la partie correspondante et
depuis longtemps douloureuse de la face. Cette particularité
intéressante, que je ne trouve signalée que dans cette observation, s'est-elle produite chez le malade de Traube et celui
de Mackensie? Je ne saurais l'affirmer, mais je serais assez
porté à le croire.

Des *douleurs oculaires* peuvent accompagner, dès le début, les autres phénomènes douloureux de la face. L'œil est
souvent irritable; le malade a parfois une véritable photophobie (nos 85, 60).

Les autres symptômes locaux précurseurs de l'éruption

(1) A case of herpes frontal, by F. M. Mackenzie. Indian medical
Gazette, August 2, 1869. Extrait dans the Royal London ophthalmic,
vol. 6.

(2) Deutsche Klinik, 1859.

(3) Recherches sur quelques troubles de nutrition consécutifs
aux affections des nerfs, par J. B. A. Mougeot. Thèse inaugurale.
Paris, 1867.

sont sans importance ; ils existent seuls ou avec les douleurs ; ce sont des démangeaisons, des fourmillements, un sentiment de cuisson, de chaleur. Je n'insiste pas.

Pagenstecher rapporte que, chez lui, l'éruption ne fut précédée, pendant 2 jours, que d'une sensation d'engourdissement le long des branches sus-orbitaires, suivie, aussitôt avant l'éruption, d'un chatouillement insupportable du front et du cou du même côté. Les ganglions lymphatiques de la face et du cou se tuméfièrent (n° 58).

Dans 2 cas (Sœmisch, Hutchinson, n°ˢ 91 et 6), les malades ont été enchifrenés, ce qui témoigne d'un certain état de congestion de la muqueuse nasale. Ce phénomène est vraisemblablement plus fréquent et n'a probablement pas été recherché.

Phénomènes généraux. — Les phénomènes généraux qui précèdent l'éruption sont habituellement peu marqués, et n'ont assurément pas l'importance que quelques auteurs ont voulu leur attribuer. Apparaissant en même temps, ou peu après la douleur névralgique, ils consistent simplement en du malaise, de l'insomnie, quelquefois des vertiges, des étourdissements, des troubles gastriques, tels qu'anorexie, constipation, etc. Parfois aussi il existe des symptômes fébriles accusés. L'observation du docteur Blachez (Voyez Obs. III) en est un exemple.

Ailleurs (n° 1, etc.), ils revêtent nettement la forme de l'embarras gastrique.

Dans quelques cas, enfin, les phénomènes généraux dominent la scène, et sont alors constitués par cet appareil symptomatique qui annonce si fréquemment l'urticaire, la roséole, l'érythème noueux. Le malade est pris de frissons plus ou moins violents et prolongés, de malaise, de courbature ; il a des vomissements et une céphalalgie frontale ou générale; cet état dure un temps variable : 1 à 3 jours et plus.

Quelle que soit l'interprétation que l'on veuille donner de ces faits, que l'on voie dans cette fièvre une affection fébrile par essence, ou que l'on admette que l'état fébrile n'est que la préparation d'une localisation déterminée d'avance, et cette interprétation me paraît la meilleure, ils sont rares, exceptionnels même, aussi bien dans le zona ophthalmique que dans le zona des autres régions. Je ne trouve guère que 2 ou 3 observations (n⁰ˢ 91, 64) qui puissent rentrer dans cette catégorie. L'observation de M. Laillier en est un exemple remarquable.

B. — *Le zona débute d'emblée.*

Dans certains cas, aucun phénomène douloureux, aucune modification de la santé générale ne précède l'éruption : celle-ci apparaît subitement, sans que rien ait pu la faire soupçonner. Parfois, elle ne s'accompagne que de quelques sensations désagréables des points envahis; ce n'est quelquefois que la vue ou le toucher qui la révèle au malade; mais, souvent aussi, les manifestations cutanées s'accomplissent au milieu de violentes douleurs névralgiques. La marche de la maladie est, dans ces circonstances, souvent si rapide, que l'éruption est achevée en quelques heures et que le malade qui, la veille, s'était couché en parfaite santé, a, le lendemain matin, le front couvert de vésicules.

S'il m'est impossible de fixer d'une manière précise la fréquence de ces faits (car je ne puis évidemment considérer comme tels ceux dans lesquels le mode de début n'ayant pas été suffisamment recherché, aucun phénomène prodromique ne se trouve signalé), il n'en est pas moins vrai qu'ils existent et qu'ils sont indéniables. La première observation que je rapporte, celle du docteur Jacksch et plusieurs autres, sont complétement démonstratives (voyez n⁰ˢ 10, 16, 82, 61).

§ II. — APPARITION, MARCHE ET DESCRIPTION
DE L'ÉRUPTION.

Qu'il y ait ou qu'il n'y ait pas de phénomènes prodromiques, l'éruption suit une évolution à peu près identique. Comme dans le zona des autres parties du corps, apparaissent d'abord des plaques rouges, érythémateuses, le plus souvent accompagnées d'un sentiment de cuisson et de démangeaison pénibles. Ces plaques sont plus ou moins confluentes, réunies en groupes ou disposées en lignes assez régulières, et souvent aussi confondues ensemble, de façon à former une surface uniforme, tuméfiée et congestionnée. Le plus souvent, cette tuméfaction congestive. se limite aux points qui se recouvriront plus tard de vésicules, au front, au cuir chevelu et au côté du nez; elle peut aussi cependant s'étendre à la joue du même côté, et même dépasser la ligne médiane et se répandre à une certaine distance sur le côté opposé du front. La paupière supérieure est habituellement, et de bonne heure, œdématiée; elle l'est quelquefois au point de recouvrir complétement le globe oculaire.

Après un temps variable, 1 ou 2 jours, mais quelquefois avec une très-grande rapidité, en quelques heures (n° 12, Observation I), sur ces plaques naissent les *vésicules*. La forme, le volume et le nombre de ces vésicules varie; souvent isolées, elles sont aussi parfois rapprochées, et se confondent ensemble de manière à former des bulles irrégulières. Leur nombre varie suivant la confluence de l'éruption et l'étendue du territoire cutané de la branche ophthalmique qu'elles occupent. On peut observer, non-seulement sur un même point, mais sur deux points différents, plusieurs poussées successives, séparées quelquefois par un intervalle de plusieurs jours ; ainsi, il est assez fréquent de voir l'éruption vésiculeuse apparaître sur le côté du nez, 1 jour, 2 jours, et quelquefois 4 à 5 jours, après celle du front, comme dans le cas rapporté par Jacksch (1).

A cette période, le gonflement de la paupière supérieure atteint habituellement son maximum d'intensité ; le gonflement peut s'étendre à la paupière inférieure, et même envahir les paupières du côté sain (Observation III). La peau pâlit quelquefois, sa tuméfaction diminue, mais un cercle rouge persiste autour des vésicules ou des groupes, et les entoure comme d'une auréole. Le thermomètre, dans le seul cas où cette recherche ait été faite (2), cas déjà cité de Jacksch (n° 61), a donné, pour la température de la peau du côté gauche malade, 36° 1/2, et pour celle du côté sain, 35° 1/2. Cette observation concorde parfaitement avec les résultats obtenus par M. Charcot, dans l'examen thermométrique comparatif des 2 membres supérieurs, chez un malade atteint d'un zona du nerf cubital (3).

Le contenu des vésicules, d'abord limpide, ne tarde pas à se troubler, à devenir opaque, et à se mélanger de pus ou de sang. Puis après un temps variable, elles se crèvent, ou bien leur contenu se concrète en une croûte épaisse d'un brun noirâtre.

(1) Jacksch, Zur Casuislik, etc., p. 11.
(2) *Ibidem.*
(3) Mougeot, Recherches sur quelques troubles de nutrition consécutifs aux affections des nerfs. Paris, Thèse inaugurale, 1867, p. 101.

L'éruption vésiculeuse *n'occupe pas, avec la même fré-quence, les divers points du territoire cutané innervé par la branche ophthalmique.* Ce n'est que dans les cas relative-ment peu communs que les vésicules envahissent tout le district de l'ophthalmique (nᵒˢ 75, 41, 73, 85, 64, 90); on en trouve alors sur le front, dans le cuir chevelu où elles peuvent s'étendre jusqu'au niveau du bord postérieur du pariétal, sur la partie antérieure de la tempe, sur l'apo-physe orbitaire externe, sur la paupière supérieure et le côté du nez. Le plus souvent, l'éruption se borne à un ou plusieurs des points ci-dessus énoncés; ici, elle occupe le front et la paupière supérieure; ici, le front, la paupière su-périeure et le nez; ici encore, le front seul, etc. Le front seul est la portion du territoire de l'ophthalmique qui soit con-stamment atteinte; puis viennent par ordre de fréquence, la paupière supérieure, le nez et la partie antérieure de la tempe.

Le mode de groupement des vésicules herpétiques est très-varié; je vais seulement signaler les formes les plus ré-marquables.

Sur le front, leur arrangement peut se rapporter à plu-sieurs types différents;

Dans un premier type, les vésicules nombreuses et con-fluentes semblent, au premier abord, irrégulièrement dissé-minées; mais à un examen plus attentif, on reconnaît qu'elles sont assez nettement distribuées, suivant un plus ou moins grand nombre de lignes verticales, commençant au sourcil et se continuant sur le crâne, ou s'arrêtant à la racine même des cheveux (nᵒ 28, Emmert). Les *figures* 1 et 3 que j'emprunte à la monographie de Steffan et d'Hut-chinson (1), donnent mieux que je ne saurais le faire, une

(1) Steffan, travail déjà cité.

excellente idée de cette disposition ; la planche 7 de l'Atlas d'Hébra, qui figure un *zona* de la face chez un homme âgé, en est aussi un magnifique exemple.

Ailleurs, les vésicules sont éparses et peu nombreuses, et disséminées sans aucune symétrie.

Fréquemment, elles sont réunies en *groupes* plus ou moins nombreux, allongés, séparés les uns des autres par des espaces de peau saine ou présentant quelques vésicules isolées. Un groupe peut ainsi siéger à la partie interne du front, un autre au-dessus du trou sus-orbitaire, un troisième sur la tubérosité frontale, d'autres enfin à la racine des cheveux ou dans les cheveux.

Les deux formes suivantes sont certainement de toutes les plus remarquables ; elles ne sont d'ailleurs pas rares. Dans une première, les vésicules offrent, dans leur disposition, la forme d'un *éventail* dont l'angle inférieur part du trou sus-orbitaire, et dont les branches s'étalent, sur le front, à partir de ce point suivant les rameaux des nerfs sus-orbitaires, comme des branches émanées d'un même tronc. Cette disposition est signalée d'une façon très-précise dans une observation de M. Sichel fils (1), (n° 30), et dans une seconde due à Bowater. J. Vernon (2) (n° 22). Dans une seconde forme, qui n'est en réalité qu'une variété de la précédente, il existe 2 ou 3 lignes de vésicules situées les unes au-dessus des autres, lignes régulières, partant du sourcil et remontant plus ou moins loin sur le cuir chevelu ; une ligne interne court le long de la ligne médiane ; souvent très-nettement dessinée, elle correspond au trajet des rameaux du frontal interne ; la ligne ou les lignes externes suivent le

(1) Union médicale, 1871, p. 595, Obs. 1.
(2) Bowater J. Vernon, ouvrage cité.

trajet du frontal externe. S'il n'existe qu'une seule ligne de vésicules, elle dessine toujours, suivant la remarque d'Hutchinson (1), le trajet du frontal externe. (Voyez la *figure* 2 ; l'éruption y est distribuée suivant 2 lignes verticales bien nettes.)

Le tiers interne du front est donc le point de la région le plus fréquemment envahi, et le seul qui le soit constamment.

Ces différents types peuvent se mélanger, et donner lieu alors à des aspects variés à l'infini. Je ne crois pas avoir besoin d'insister plus longuement sur ce point.

Assez souvent, une ou plusieurs vésicules siégent exactement au point d'émergence du rameau sus-orbitaire, *au niveau du trou sus-orbitaire* (n°ˢ 1, 8, 46, 60, 88, 68).

Sur la *paupière supérieure*, le plus souvent gonflée et rougie, l'éruption est habituellement de peu d'importance ; elle occupe une partie, le tiers ou les 2/3 internes, ou l'angle interne des sourcils et de la paupière. Le tiers externe de la paupière, qui forme le district de ramification du nerf lacrymal, est plus rarement atteint. Le gonflement de la paupière n'est pas en rapport avec la présence des vésicules à la surface ; il n'est d'ailleurs nullement proportionné à leur nombre ; de même aussi il n'y a aucun rapport entre la violence de l'éruption sur le front et celle de la paupière. Les vésicules ne se développent jamais sur la paupière inférieure sans exister en même temps sur la joue correspondante ; il n'y a à ce fait qu'une seule exception (n° 6) ; mais il est bon de remarquer que ce fait a peut-être été inexactement rapporté, et que, d'ailleurs, suivant la remarque de M. Waren Tay (2), il est passible d'une interprétation ana-

(1) Hutchinson, *loco citato*, premier numéro, p. 213.
(2) Hutchinson, vol. 5, p. 209.

tomique basée sur l'anastomose que le nerf lacrymal envoie au rameau orbitaire du maxillaire supérieur.

Sur le *nez*, enfin, les vésicules peuvent occuper tout le côté correspondant de la peau, de la racine à la pointe, et même l'ouverture de la narine, comme chez le jeune homme dont j'ai recueilli l'observation (Observation III); elles sont alors disposées, soit en groupes, soit et plus fréquemment sous forme d'une ligne verticale (15 fois les vésicules ont existé sur tout le côté correspondant du nez; voir surtout les n°s 36, 76, 81, 52, 88). On a quelquefois signalé un groupe de vésicules au point d'émergence du naso-lobaire. Ailleurs, l'aile du nez est seule envahie (n°s 74, 70, 71). Souvent aussi, l'éruption se limite à la moitié supérieure du côté du nez; enfin, encore plus restreinte, elle n'existe qu'à la racine de l'organe, et quelquefois seulement sur la surface cutanée située au-dessus de l'angle interne de la paupière; la racine du nez étant à la fois desservie par des filets du frontal interne et du nasal externe, il n'est permis de dire que le territoire du nasal externe est envahi; que si les vésicules descendent au-dessous de l'angle interne des paupières. L'éruption peut s'étendre à la muqueuse des fosses nasales; il ne me paraît pas impossible que ce fait soit fréquent; je ne le trouve cependant signalé que dans l'observation remarquable de Joy Jeffries (1) (n° 60) et dans celle du docteur Laillier (n° 64); dans ces deux cas, les malades ont, en se mouchant, rejeté des croûtes. La malade du docteur Jeffries eut quelques épistaxis provenant de la muqueuse de la narine correspondante; le malade de Jacksch (64) eut également un saignement de nez pendant l'érup-

---

(1) Transactions of the Americ. Ophthalm. Society, p. 75. New-York, 1869.

tion. L'éruption sur le nez coïncide toujours avec une éruption analogue sur le front ; dans deux cas seulement, le nez a été le seul point du territoire cutané de l'ophthalmique qui ait été envahi ; mais il existait en même temps un zona de la joue, de la lèvre supérieure et de la paupière inférieure (cas de Currie-Ritchie (n° 59), observation de Sichel fils (1)). Cette dernière observation est un exemple de zona du maxillaire supérieur et des quelques filets nasaux du maxillaire supérieur.

Quelles que soient sa gravité et sa confluence, l'éruption, dans le zona ophthalmique, comme d'ailleurs dans le zona des autres régions, *ne dépasse jamais la ligne médiane du front et du nez*. Je ne puis regarder comme une dérogation à cette régle, le fait de Joy Jeffries, dans lequel (n° 45), sur un point fort limité du cuir chevelu, quelques vésicules se sont avancées sur le côté opposé, un peu au delà de la ligne médiane.

Le zona peut être *double*, occuper en même temps le territoire cutané du nerf trijumeau d'un côté, et celui du côté opposé. Ces faits sont exceptionnels ; j'en donne un bel exemple, c'est celui que je dois à la bienveillance du docteur Laillier ; l'éruption s'était développée sur le côté droit et sur le côté gauche de la face et du front, mais elle était bien plus prononcée du côté droit (n° 64).

On voit aussi, plus fréquemment que ne le supposait Hutchinson, avec un zona de la branche ophthalmique, une éruption analogue sur la peau desservie par le *maxillaire supérieur* (16 fois), c'est-à-dire sur la joue et la paupière inférieure, avec des vésicules au niveau du trou sous-orbitaire, sur la lèvre supérieure, sur le voile du palais comme chez

____

(1) Voyez à la fin du § II du résumé des observations.

le malade du docteur Jacksch (n° 61), dans l'intérieur de la bouche (n° 65); on peut encore observer une éruption sur la *lèvre inférieure* (n° 53); un zona du *cou* et de *la poitrine* (n° 34, Hutchinson, n° 59), Currie-Ritchie.

La *durée de l'éruption* est variable ; celle d'un groupe de vésicules est, en général, d'une quinzaine de jours. Les croûtes brunes ou noirâtres qui succèdent aux vésicules, tardent quelquefois à se détacher. Dans le zona commun, les cicatrices sont exceptionnelles ; des taches rouges, lentes en général à s'effacer, sont les seules traces de l'éruption antérieure. Dans le zona ophthalmique, au contraire, les croûtes laissent, après leur chute, de véritables cicatrices, souvent très-profondes, blanchâtres, quelquefois plus foncées que la peau environnante et indélébiles ; elles sont analogues aux marques des pustules varioliques. Les auteurs (Hutchinson, Bowman, Jacksch) qui ont eu l'occasion d'observer des malades atteints de zona frontal, ont tous signalé cette particularité. Hutchinson (1) dit, en effet : « Presque invariablement, l'herpès frontal laisse après lui des cicatrices. » C'est là la règle pour le zona frontal. Sans doute chaque vésicule ne donne pas toujours lieu à une dépression cicatricielle, mais il en persiste le plus souvent un assez grand nombre pour qu'on puisse, quelques années plus tard, reconnaître à l'inspection du front l'affection dont le malade a été atteint. Toutefois, il est des sujets qui échappent à ces fâcheuses conséquences ; ainsi, par exemple, les malades observés par Kreitmair, Charcot, Joy Jeffries et Bowman (n°ˢ 27, 84, 43). La sensibilité est souvent, et peut être toujours diminuée, quelquefois abolie, au niveau des cicatrices (n°ˢ 70, 71). Les cicatrices sont le résultat de l'ulcération superficielle du

(1) P. 192, vol. 5 de l'Ophthalmic hospital Reports.

derme; à l'examen histologique de la peau du front et de la paupière, O. Wyss a, en effet, constaté sur certains points recouverts encore par les croûtes, que la couche papillaire et la portion voisine du derme étaient détruites par le pus (1). Le zona du front, dit M. Bazin, peut devenir gangréneux; on voit alors se former, au niveau de la vésicule, une petite eschare dont la chute donne lieu à une ulcération douloureuse. Une seule observation confirme l'assertion du célèbre dermatologiste français.

La gravité de l'éruption ne me paraît pas être, d'après l'examen des faits, et contrairement à l'opinion d'Hutchinson, en rapport avec l'âge du malade. Hutchinson affirme que les cicatrices sont plus fréquentes et les altérations plus profondes chez les gens âgés.

§ III. — Symptômes qui accompagnent l'éruption.

Telle est l'éruption. Simultanément existent des phénomènes *généraux* et *locaux* que nous devons maintenant mentionner.

Phénomènes généraux. — Ils sont habituellement peu prononcés, et n'ont pas d'importance; ce sont le plus souvent des troubles gastriques, du malaise, quelquefois des frissons, des vertiges et des étourdissements, mais ils cèdent facilement, diminuent ou disparaissent au moment ou les vésicules sont formées, et se prolongent rarement au delà de quelques jours. Fréquemment même, quelles que soient la gravité, la confluence de l'éruption, l'intensité des douleurs névralgiques, l'éruption ne s'accompagne d'aucun trouble de la santé générale, et ne donne lieu à aucun phénomène réactionnel.

(1) O. Wyss, p. 277 et 278.

Les phénomènes fébriles du début, que nous avons dit exister rarement, peuvent tomber complétement avec l'éruption, comme dans le cas de zona sous-orbitaire rapporté par le docteur Sichel fils. C'est sur ce fait que s'appuyaient certains auteurs pour assimiler le zona à une fièvre éruptive ; cette assimilation était, on en conviendra, bien singulière ! La fièvre peut cependant durer tout le temps de l'éruption, comme chez la malade que le docteur Laillier eut dans son service à l'hôpital Saint-Louis ; elle peut aussi ne persister que quelques jours, et elle disparaît alors en laissant seulement après elle un peu d'embarras des voies digestives, témoin les faits du docteur Blachez (Observ. IV), et de Sichel fils (n° 30). La température n'a été prise que dans une seule de ces observations, celle de M. Laillier ; le thermomètre ne marqua dans ce cas que 37° 4, le pouls battait 130 fois par minute. Il est à regretter que le tracé thermométrique n'ait pas été établi.

Phénomènes locaux. — Nous avons vu précédemment que les douleurs pouvaient précéder l'éruption d'un temps variable, ou n'apparaître qu'au moment même de l'éruption. Quel qu'ait été leur mode d'invasion, elles constituent encore pendant la durée de l'évolution des vésicules, le symptôme le plus constant et le plus pénible. Soulagées quelquefois par l'éruption (n°ˢ 33, 90), elles se perpétuent le plus souvent pendant toute sa durée avec la même violence. Franchement névralgiques dans la grande majorité des cas, limitées fréquemment aux branches nerveuses que le zona a envahies, ou encore plus restreintes et limitées aux environs de l'orbite, ces douleurs sont *continues*, accompagnées de redoublements et d'élancements soudains. Elles consis-

(1) Observation de Charcot, Thèse de Mougeot, p. 115.

tent dans quelques cas en une sensation de cuisson et de brûlure violente. Elles augmentent par les mouvements et leur intensité s'accroît souvent pendant la nuit. Quelquefois légères et modérées, elles sont habituellement violentes et excessives, et privent le malade de tout repos. On observe enfin de véritables points douloureux, où les élancements sont toujours plus vifs, et où la pression aggrave ou réveille la douleur ; ces points existent principalement au niveau du trou sus-orbitaire (nᵒˢ 43, 87, 61, 84).

J'insiste particulièrement sur les douleurs névralgiques du zona ophthalmique, non qu'à l'exemple de M. Parrot (1), je les considère comme indispensables et comme devant exister nécessairement dans tous les cas, mais parce qu'elles sont fréquentes, très-fréquentes même (elles se trouvent signalées dans plus de la moitié des cas), et qu'elles ne constituent pas par conséquent un fait anormal, comme Hebra le soutient. Il existe des exemples de zona ophthalmique, comme il en a été rapporté pour le zona des différentes régions du corps, où l'éruption a effectué son évolution entière sans aucune douleur, et où les malades n'ont éprouvé que les sensations de cuisson et de démangeaison qui accompagnent toute éruption cutanée. Est-ce à dire que ces faits soient fréquents ? Je rappellerai à ce propos la remarque que j'ai faite précédemment ; beaucoup d'observations sont, en effet, si incomplètes, que je ne me crois pas autorisé à en tenir compte, et à affirmer qu'un phénomène n'a pas existé, par cela seul qu'il ne se trouve pas mentionné dans une relation écourtée. L'intensité des douleurs n'est nullement en rapport avec la confluence et le degré de gravité du zona ; elle paraît être la même, quel que soit l'âge du patient.

(1) Parrot, *loco citato*.

Conjointement avec ces douleurs, on peut observer pendant l'éruption, les altérations de la sensibilité cutanée sur lesquelles je vais plus loin appeler l'attention (hyperesthésie cutanée, anesthésie douloureuse (n° 61), sensation d'engourdissement). Dans la grande majorité des cas, cependant, ces différents phénomènes sont signalés comme étant consécutifs à l'éruption, soit qu'ils n'existent réellement pas à ce moment, soit peut-être aussi parce qu'ils n'ont été recherchés qu'à une période ultérieure.

§ IV. — DES ALTÉRATIONS DE LA SENSIBILITÉ QUI SURVIVENT A L'ÉRUPTION. (*Douleurs, anesthésie, analgésie, thermoparalysie*).

On sait, et tous les observateurs ont avec raison insisté sur ce point, que dans le zona des différentes régions du corps, les douleurs peuvent survivre à l'éruption. Ce fait se trouve quelquefois réalisé dans le zona ophthalmique. Hutchinson n'a pas manqué de le signaler, Bowman et Jacksch ont particulièrement insisté sur les indications thérapeutiques que ces douleurs consécutives comportent. Sur les 98 malades dont nous avons analysé les observations, il en est 27 chez lesquels les douleurs se sont prolongées, tantôt pendant plusieurs semaines, tantôt pendant plusieurs mois, et même pendant une et plusieurs années. Un malade traité par Bowman en était encore affecté 5 ans après ; chez l'ouvrier dont Weidner a rapporté l'observation, elles ont existé jusqu'à la mort, survenue 5 ans après ; chez un troisième, elles ont duré plus de 4 ans (voir n°s 83, 94, 98, 38, 15, 55, etc.). Les douleurs conservent alors leur caractère névralgique plus ou moins franc ; quelquefois très-violentes, elles sont pour le malheureux patient la source des plus pénibles tourments (2 cas de Bowman). Elles peuvent s'irradier au delà du domaine qu'elles occupaient tout d'abord, et envahir le territoire de branches nerveuses qui n'avaient pas été primitivement atteintes. Joy Jeffries de Boston, attribue la mort d'une de ses malades, âgée de 80 ans, à l'épuisement produit chez elle par l'intensité des douleurs névralgiques (?). La mort survint 6 semaines après le début de l'éruption, la malade s'affaiblit graduellement, et ne perdit pas un instant sa connaissance. L'autopsie ne fut malheureusement pas faite.

Cette persistance des douleurs après l'éruption se rencontre également chez les individus de l'un et de l'autre sexe, aussi bien dans les cas où la névralgie a précédé le zona, que dans ceux où elle n'a éclaté qu'au moment de l'éruption. D'après Hutchinson (1), « le malade est d'autant plus menacé, que l'œil a été atteint, et que les cicatrices sont plus profondes. » Cette opinion de l'éminent observateur anglais me semble plus théorique que clinique ; il est, en effet, des cas où l'éruption cutanée ne s'est nullement compliquée de kératite ou d'iritis, et où cependant les douleurs ont persisté ; je citerai notamment à ce propos les observations suivantes (nᵒˢ 93, 21, 28, 47, 68, 38, 14, 18 ; le malade du nᵒ 93 avait encore des douleurs 1 an après, ceux des nᵒˢ 47 et 28 en souffrirent pendant plusieurs semaines, celui du nᵒ 38, 4 ans ; et celui du nᵒ 14, 3 mois, etc.). Relativement à la seconde condition invoquée par Hutchinson, l'examen des observations ne démontre pas qu'il y ait un rapport exact entre la gravité, l'étendue de l'éruption, la profondeur des cicatrices et la persistance des douleurs.

L'âge avancé des malades est la seule condition qui ait

____

(1) Hutchinson, ŧ Mémoire, lieu cité, p. 175.

une réelle influence, et l'opinion du professeur Trousseau (1) est parfaitement exacte sur ce point. Bien que les jeunes gens et les adultes n'échappent point complétement à ces suites, la plupart des malades cités plus haut avaient dépassé l'âge moyen de la vie.

L'état de la sensibilité cutanée, après une attaque de zona ophthalmique, fournit également des renseignements fort intéressants et dont nous aurons à tenir compte dans le chapitre de la physiologie pathologique. Ainsi qu'Hutchinson et tous les auteurs après lui, l'ont parfaitement indiqué, la sensibilité tactile peut être *diminuée* ou *abolie* complétement ; cette modification de la sensibilité est limitée au territoire des nerfs sur le trajet desquels s'est développée l'éruption. Dans le premier cas, les malades se plaignent souvent d'une sensation d'engourdissement de la région, et suivant l'expression de l'auteur anglais, « leur peau leur semble engourdie et roide comme du parchemin. » L'emploi du compas ou de l'æthésiomètre a permis facilement à Hutchinson (2) et à Horner de constater ce phénomène. L'*anesthésie complète* peut s'accompagner également d'analgésie et de thermo-paralysie. Nous verrons plus loin que la cornée et la conjonctive peuvent en être frappées au même titre que la peau.

L'anesthésie présente deux *formes distinctes ;* tantôt elle existe seule, sans aucune douleur (nᵒˢ 30, 51), tantôt, au contraire, elle coexiste avec des phénomènes douloureux, spontanés, continus ou intermittents ; elle revêt alors cette forme spéciale connue sous le nom d'*anesthésie douloureuse,*

(1) Trousseau, Clinique de l'Hôtel-Dieu de Paris, 2ᵉ édition, t. 1, p. 192.

(2) Hutchinson, 1 Mémoire, p. 193.

que le docteur Hubert-Valleroux (1) a si heureusement décrite dans sa thèse inaugurale. Il est à regretter que les observateurs ne nous donnent pas de renseignements, dans ces cas d'anesthésie douloureuse, sur l'état de la sensibilité des nerfs à la pression, dans les points périphériques de leur trajet. La malade de l'observation IV offrait un bel exemple d'anesthésie douloureuse classique. Chez elle, le front et le cuir chevelu, jusqu'au bord postérieur du pariétal, étaient complétement insensibles; mais les douleurs spontanées ne s'irradiaient pas aussi loin.

A quel moment de l'éruption cette perversion de la sensibilité cutanée apparaît-elle? Je ne puis, à cet égard, répondre avec certitude. Il ne me paraît pas impossible, cependant, que la diminution de la sensibilité cutanée puisse exister quelquefois pendant l'éruption ; ce fait a d'ailleurs été constaté dans 2 ou 3 observations (n°s 61, 66).

Relativement à la durée et à la fréquence de ce phénomène, Hutchinson (2) dit : « Dans presque tous les cas, la surface cutanée envahie par l'éruption reste pour longtemps partiellement anesthésique. » Il n'est pas toujours possible de suivre le malade assez longtemps pour constater si cette anesthésie est définitive. Bowman rapporte que chez un de ses malades, la peau était encore engourdie et que le front était douloureux un an après l'éruption. Chez un second, la peau était engourdie, et par moments le siége de brûlure et de cuisson, 2 ans après. Je n'ai trouvé signalée, dans aucun cas, l'existence de points anesthésiés à côté de points d'hyperesthésie.

Cet abaissement de la sensibilité ne saurait être rapporté

(1) Des altérations de la sensibilité cutanée dans la sciatique. Thèse inaugurale. Paris, 1870.

(2) *Loco citato*, 1 Mémoire, p. 193.

à l'anesthésie des cicatrices ; car, suivant la remarque même d'Hutchinson (1), ce phénomène dépasse en intensité et en étendue ce qu'une pareille condition permettrait de supposer.

L'*hyperesthésie cutanée* est moins fréquente ; elle existe seule, avec ou sans douleurs (n°ˢ 55, 56, 98, 39, 70). Un fait intéressant à signaler, c'est que le malade peut éprouver avec cette hypéresthésie, une sensation d'engourdissement, témoins les deux malades de Bowman (n°ˢ 55, 56). La durée de l'hypéresthésie douloureuse (j'oppose cette dénomination à celle d'anesthésie douloureuse) peut être longue. Chez un malade, Bowman (n° 39) constata, sur le déclin de l'éruption, une anesthésie presque complète de la peau du front ; mais bientôt après cette région redevint sensible, s'hypéresthésia ; en même temps, les douleurs reparurent avec une violence nouvelle. Plus d'un an après, l'état était le même ; les douleurs étaient si violentes que Bowman pratiqua l'incision sous-cutanée du nerf sus-orbitaire.

État de la peau après l'éruption. — Sans revenir sur les cicatrices indélébiles, je dois signaler que la peau reste fréquemment et pour longtemps irritable, sèche, rouge et congestionnée. Emile Emmert (2) rapporte une observation bien curieuse (n° 28). Les cicatrices que le zona laissa à sa suite étaient peu profondes ; mais bientôt la peau qui les supportait se gonfla, s'hypertrophia, les cicatrices devinrent tellement saillantes que la paupière supérieure fut complétement retournée, et qu'il fut nécessaire de recourir à une opération pour la ramener à sa position normale.

____

(1) *Loco citato*, 1 Mémoire, p. 193.
(2) Wiener Medizinische Wochenschrift, 1870, n° 42.

Dans une note lue au mois de décembre 1869, dans une société médicale, le professeur Horner, de Zurich (1), rapporte que, dans un cas de zona frontal, il a constaté après l'éruption, non-seulement une diminution de la sensibilité, mais encore un abaissement de température de 1 degré du côté malade. Chez un second malade, la différence se trouva être de 2 degrés à l'avantage du côté sain. Ce fait, qu'il serait fort intéressant de rechercher à l'avenir, est conforme aux résultats obtenus par Cl. Bernard (2), qui signale après la paralysie expérimentale (section) du trijumeau, une diminution de la température des parties auxquelles ce nerf se ramifie.

(1) O. Wyss, *loco citato*, p. 266.
(2) Cl. Bernard, Leçons sur la physiologie et la pathologie du système nerveux. Paris, 1858.

CHAPITRE II

Des altérations oculaires dans le zonâ ophthalmique.

Les altérations oculaires constituent, en réalité, le côté le plus intéressant et le moins connu de l'histoire du zona ophthalmique. Fréquentes et variées, isolées ou réunies, reliées d'une manière plus ou moins directe à l'éruption cutanée, elles n'ont pas toutes la même importance, la même gravité, ni la même signification. Fidèle au plan que je me suis tracé, laissant de côté toute interprétation pathogénique, je signalerai simplement dans ce chapitre, leur fréquence, leur moment d'apparition, leurs caractères symptomatiques, les conditions qui paraissent favoriser leur développement et les appeler plus particulièrement.

Je passerai successivement en revue, dans des paragraphes spéciaux, *les lésions de la conjonctive* et de *la glande lacrymale;* celles si intéressantes et si importantes de *la cornée et de l'iris,* sur lesquelles j'aurai à m'étendre plus longuement; *la paralysie des muscles oculaires et du releveur de la paupière supérieure.* Je terminerai en signalant quelques faits exceptionnels, soit par la nature, soit par la gravité des lésions.

Il n'est pas question, dans le zona ophthalmique, d'altérations de la rétine où de la choroïde, ni de modifications de la tension oculaire; aucune observation ne permet de supposer que ces membranes puissent être primitivement atteintes au même titre que la cornée et l'iris. Les altérations de la choroïde et de la rétine, trouvées à l'examen histologique, par le professeur Horner, et transcrites par O. Wyss, sont regardées par ces deux auteurs, avec raison, je pense, comme des altérations secondaires ne se rattachant pas au zona (1).

En raison même de l'importance qu'acquièrent ici les troubles de l'organe de vue, j'ai, dans le classement des Observations, suivi la marche que je viens d'indiquer; j'ai pensé qu'il y avait, à tous égards, un intérêt réel à grouper ensemble les faits analogues.

Les altérations oculaires, bien que fréquentes dans le zona ophthalmique, ne sont cependant pas nécessaires et indispensables. Ainsi, sur 98 Observations, j'en trouve 32 qui ne signalent l'existence d'aucun trouble appréciable de l'organe de la vue. Ces 31 Observations n'ont, à vrai dire, pas la même valeur; la plupart affirment l'intégrité presque absolue de l'œil pendant l'attaque; quelques-unes ne font aucune mention de l'état des membranes oculaires, ce qui prouve tout au moins que les lésions, s'il y en a eu, ont été légères et insignifiantes.

(1) O. Wyss, *loco citato*, p. 280.

§ I. — DES ALTÉRATIONS DE LA CONJONCTIVE DANS LE ZONA OPHTHALMIQUE. — TROUBLES DE LA SÉCRÉTION LACRYMALE.

Les modifications *de la conjonctive* sont de toutes les plus fréquentes. Coïncidant le plus souvent avec les lésions des membranes oculaires, que nous étudierons plus loin, elles se montrent aussi (18 cas) isolément. La conjonctive, aussi bien la bulbaire que la palpébrale, est souvent simplement congestionnée, et cette hypérémie ne diffère pas, si ce n'est par sa continuité, de celle qui accompagne fréquemment les accès de la névralgie faciale simple. Il peut y avoir aussi *conjonctivite* franche, avec rougeur, gonflement, boursouflement de la membrane, quelquefois véritable chémosis, augmentation de la sécrétion et formation de muco-pus (n°ˢ 35, 36, 42, 43, 39, 44, 75, 76, 79, 66, etc.).

On observe enfin, mais plus rarement, sur un point quelconque de la conjonctive, mais surtout vers le bord de la cornée, de véritables *vésicules* que l'on pourrait avec Stellwag von Carion (1), assimiler aux vésicules herpétiques de la peau, et désigner sous le nom d'herpès de la conjonctive. Passssées sous silence par Hutchinson, admises par Bowater J. Vernon, mises en doute par Bowman, qui affirme ne les avoir jamais rencontrées, ces phlyctènes, assez semblables à celles de la conjonctivite phlycténulaire ordinaire, ont existé dans quatre cas : chez un malade de Scriven (n° 53), de Sichel fils (n° 74), d'O Wyss (n° 90) ; uniques dans tous ces faits, elles ont peut-être été multiples chez l'enfant dont Currie-Ritchie (n° 59) nous rapporte l'histoire : il se forma

(1) Lehrbuch der Praktischen Angenheilkunde, Wien 1870, p. 414 et 469.

au huitième jour des phlyctènes kérato-conjonctivales. Ce nombre restreint semblerait indiquer que les vésicules de la conjonctive sont exceptionnelles dans le zona ophthalmique ; je pense cependant qu'elles doivent exister plus fréquemment, mais que le gonflement, quelquefois intense des paupières pendant l'attaque, ne permet pas de les constater.

Les altérations conjonctivales précèdent habituellement l'éruption cutanée, et se montrent avec les douleurs névralgiques prémonitoires ; elles peuvent cependant n'apparaître qu'au moment où les vésicules herpétiques se forment sur la peau (n° 64) ; dans quelques cas enfin elles ne surviennent ou n'acquièrent de l'intensité que lorsque l'iris ou la cornée se prennent (n° 57).

Chez le premier malade observé par Hutchinson (n° 75), la conjonctivite fut antérieure de trois jours à l'éruption ; les douleurs ne se déclarèrent que le troisième, et l'éruption se fit le quatrième. Je ne puis voir dans ce fait qu'une conjonctivite catharrale, développée sous la même influence que celle qui a déterminé le zona. Un des malades de Bowman (n° 39) n'eut sa conjonctivite qu'au moment de la convalescence ; de violentes douleurs névralgiques persistaient encore.

La sécrétion *de la glande lacrymale*, avec ou sans rougeur de la conjonctive, est habituellement, et de bonne heure, activée ; il y a épiphora, l'œil est alors baigné de larmes. Cette hypersécrétion peut se produire, que l'éruption doive ou ne doive pas siéger sur le territoire du lacrymal, qu'il y ait ou non des douleurs.

Les modifications de la conjonctive que je viens de signaler, n'ont, en réalité, qu'une importance minime ; leur apparition ne paraît être subordonnée à aucune condition appréciable, elle n'est pas en rapport avec la distribution spéciale du zona à la surface de la peau. L'hypérémie persiste quelque temps après l'éruption, et ne disparaît dans quelques cas que difficilement.

Les *altérations de la sensibilité* de la conjonctive après l'éruption, n'ont été étudiées par aucun observateur; je rappellerai que la malade que je vis dans le service du docteur Blachez, eut une anesthésie complète de la portion de cette membrane qui entoure la cornée, et que sur d'autres points la sensibilité était émoussée. (Observ. IV.)

Le professeur Horner, à l'examen microscopique trouva chez la malade d'O. Wyss, la conjonctive infiltrée de cellules, et dans le tissu cellulaire sous-conjonctival quelques petits abcès microscopiques.

§ II. — ALTÉRATIONS DE LA CORNÉE ET DE L'IRIS.

Je réunis à dessein dans le même paragraphe les altérations de l'iris et de la cornée, non-seulement parce qu'elles me paraissent avoir la même nature et la même origine, mais parce que, se développant souvent en même temps et dans des circonstances identiques, les mêmes considérations générales s'appliquent aux unes et aux autres. Je donnerai séparément leurs caractères symptomatiques.

Dans le zona ophthalmique, ces lésions, par leur degré de fréquence, ne peuvent être regardées comme de simples coïncidences. J'ajouterai, sans entrer toutefois dans des considérations de physiologie pathologique qui trouveront leur place ailleurs, que par leur origine, leur pathogénie, par leur relation si souvent réelle et intime avec un mode spécial de distribution de l'éruption cutanée, elles ne constituent pas des complications du zona, dans le sens propre qu'on attache à ce mot en pathologie générale; elles sont, avec l'éruption, des modalités variées d'un processus commun. Par les conséquences qu'elles peuvent avoir sur la vision, elles constituent toute la gravité de cette affection. Leur intérêt est donc puissant, et il me fera pardonner les détails dans lesquels je vais entrer. La connaissance de ces altérations ne date que d'hier, et cependant il est possible d'esquisser leur histoire.

A. — *Nature de ces altérations.*

Ces altérations sont le plus souvent, sinon toujours, de nature franchement inflammatoire. C'est d'une part la kératite, d'autre part l'iritis. Au reste, c'est de cette façon qu'elles sont considérées par tous les observateurs, Hutchinson, Bowman, Bowater J. Vernon, Steffan, Jacksch, Joseph Kocks et Sœmisch, le docteur Galezowski, Stellwag von Carion.

La kératite et l'iritis se développent, en effet, dans le zona ophthalmique, le plus souvent avec le cortége des symptômes qui les accompagnent habituellement. Si l'œil était resté jusqu'alors indolent, les douleurs apparaissent; dans le cas contraire, elles augmentent quelquefois d'intensité, ou bien elles renaissent si elles avaient cessé. Le larmoiement, la congestion de la conjonctive, la conjonctivite se comportent de la même manière. L'injection périkératique est également très-évidente (n° 70). Enfin, la photophobie est un des symptômes les plus caractéristiques et les plus constants de ces altérations; elle est quelquefois excessive. Voyons quelques exemples. L'observation fort complète du docteur R. Jacksch (1) est à cet égard, très-affirmative (n° 64); le

(1) R. J. Jacksch, *loco citato*, p. 10-11.

6 décembre les douleurs que le malade éprouvait jusque-là ont cessé. Le 7, l'éruption cutanée est desséchée. Le 12, au moment du réveil, le malade a du larmoiement, des douleurs piquantes dans l'œil gauche ; en examinant sa cornée on y découvre trois fines infiltrations superficielles ; l'épithélium est tombé à leur niveau. Une malade du docteur Bowater J. Vernon (n° 57) a son éruption de zona le 14 ; le 18, elle se plaint de grandes douleurs dans l'œil ; la conjonctive est enflammée, il y a une congestion générale des tuniques oculaires, la cornée est trouble. Je citerai encore un cas intéressant de Bowman (n° 84) : le 5 septembre, troisième jour de l'éruption, douleur zonulaire autour de la cornée : le 6, grande photophobie, la pupille est irrégulière ; — celui de Sœmisch, rapporté par le docteur Kocks (1) (n° 66).

B. — *Fréquence des altérations de l'iris et de la cornée.*

La fréquence des lésions de l'iris et de la cornée est, comme je le disais plus haut, un fait fort remarquable dans le zona ophthalmique. Sur 98 cas de zona frontal, elles se sont présentées 44 fois (en comprenant dans ce chiffre les deux observations que je range, en raison de la gravité des lésions, parmi les faits exceptionnels (n°s 98-96), et dans lesquelles la cornée s'est très-probablement perforée), c'est-à-dire presque dans la moitié des cas, 1 fois sur 2, 22. La kératite et l'iritis sont isolées ou réunies ; il est plus fréquent de rencontrer la kératite sans iritis, que l'iritis sans la kératite. La kératite a existé 36 fois, l'iritis 22 ; chez 22 malades, la kératite et l'iritis ont marché de pair ; l'iritis n'a existé seule que 5 fois et peut-être 6. — Je ferai remarquer tou-

(1) J. Kocks, *loco citato*, p. 9-10.

tefois que ces chiffres ne traduisent peut-être pas la réalité, relativement à l'iritis ; l'état de la cornée envahie par une opacité plus ou moins étendue, est quelquefois tel que, suivant la remarque d'Hutchinson (1) lui-même, il s'oppose à un examen minutieux de la membrane irienne, et ne permet pas de constater si elle est ou n'est pas enflammée.

Steffan (2) regarde l'iritis comme secondaire à la kératite, et comme étant une complication de cette dernière. Qu'il en soit quelquefois ainsi, je ne le conteste pas, mais ce sont là les cas les moins fréquents. L'iritis peut, en effet, exister sans kératite, il n'y a souvent aucun rapport entre elle et la gravité de la kératite ; l'iritis peut exister avec une kératite très-légère, tandis que des kératites très-intenses ne s'accompagnent point d'iritis. Quand ces deux altérations se trouvent réunies chez le même sujet, elles se sont développées souvent parallèlement, simultanément, ou se sont suivies de très-près. L'iris peut enfin se prendre le premier, comme le démontrent les faits de Bowman (n° 84) de Galezowski (n° 86).

Je ne puis non plus, à l'exemple du docteur Sichel (3), considérer « l'iritis comme secondaire au développement de bulles sur la conjonctive. » Il n'y a, en effet, aucune relation entre l'état de la conjonctive et celui des membranes irienne et cornéale ; d'ailleurs Bowman, sur lequel Sichel fils se fonde, à tort, pour émettre cette opinion, déclare n'avoir jamais vu de bulles sur la conjonctive oculaire ou palpébrale.

(1) Hutchinson, *loco citato*, 1er Mémoire.
(2) *Loco citato*, p. 30.
(3) Union médicale, 1871, p. 582.

C. — *Lésions de la cornée. — Kératite.*

La kératite, dans le zona ophthalmique, peut se montrer sous des formes différentes. Superficielle ou profonde, ne causant quelquefois que le dépolissement de la membrane (n° 67), elle produit plus souvent des ulcérations ou des opacités plus ou moins étendues. Il m'est impossible d'indiquer la fréquence relative de ces deux dernières formes ; quelques malades, en effet, n'ont pas été observés pendant la période d'éruption du zona, mais un temps plus ou moins long après l'attaque, alors que l'examen de l'œil permettait de constater simplement les traces d'une inflammation antérieure. Je regarde cependant l'ulcération comme étant de beaucoup la lésion la plus fréquente. Hutchinson semble admettre que la kératite a toujours la forme ulcéreuse ; Steffan et Bowman ne considèrent aussi que celle-là. Plusieurs faits cependant permettent d'affirmer que le processus a été différent.

Les ulcérations de la cornée sont uniques ou multiples ; quelquefois superficielles, principalement quand il en existe plusieurs, elles sont souvent abruptes et profondes, et entament une partie des lames de la membrane (n°⁵ 75, 84). Elles occupent le centre ou la périphérie, plus fréquemment ce dernier point ; elles peuvent aussi envahir la presque totalité de de la surface (n° 76).

Elles se forment, suivant toute probabilité, de plusieurs façons. Elles peuvent résulter de la rupture de phlyctènes ou de petites pustules, phlyctènes que quelques auteurs et Stellwag von Carion (1) en particulier, assimilent à l'herpès

---

(1) Stellwag von Carion, *loco citato*, p. 55 et suiv.

et décrivent sous le nom d'herpès de la cornée. Le docteur Galezowski a pu constater chez sa malade, une petite phlyctène sur la cornée (n° 78); Hutchinson a observé dans un cas une pustule à sa surface; enfin O. Wyss signale dans son observation l'existence de petites vésicules sur la cornée et la conjonctive, vésicules suivies de petites ulcérations examinées au microscope par Horner, et atteignant la substance propre de la membrane (n° 98). L'ulcère, surtout s'il est profond et abrupt, peut probablement aussi succéder à de véritables abcès de la cornée, dont il constitue la seconde phase. Une malade de Bowater J. Vernon (n° 57) se plaignit, le 18 février, 4e jour de l'éruption, de grandes douleurs dans l'œil, la conjonctive s'enflamma, les tuniques de l'œil se congestionnèrent, la cornée se troubla assez pour empêcher les rayons lumineux d'arriver à la retine, puis, quelques jours après, apparut un petit ulcère déprimé, à bords grisâtres, avec formation de vaisseaux nouveaux se dirigeant de la conjonctive vers l'ulcère. L'autopsie d'Oscar Wyss prouve bien que le pus peut se former dans les lames de la cornée; le professeur Horner trouva, en effet, à l'examen histologique, dans les différentes couches de la cornée, mais surtout dans les couches superficielles, un nombre considérable de cellules de pus infiltrées; une ulcération, si le malade eût vécu, eût été sans doute la terminaison de cette infiltration. Bowman suppose, enfin, et peut-être avec raison, que ces ulcérations peuvent être primitives et résulter du ramollissement des lames superficielles.

Quoi qu'il en soit, ces ulcères se forment en général avec une grande rapidité, et cette rapidité est souvent telle, qu'elle ne permet pas de constater l'évolution des lésions; ajoutons que le gonflement des paupières apporte fréquemment un obstacle réel à cet examen. Leur durée est variable, mais elles paraissent habituellement guérir assez vite.

. Les opacités que peut produire la kératite interstitielle ou parenchymateuse sont variées. Quelquefois il n'y a qu'un simple trouble de la cornée ; d'autres fois, elles se bornent à quelques points superficiels, et la cornée prend alors l'aspect qu'elle offre dans la kératite ponctuée antérieure. Ailleurs, elles sont étendues (n° 88) et profondes ; la surface de la cornée est alors dépolie et inégale, l'épithélium tombe par places. Comme exemples de cette forme, je crois pouvoir citer les observations n°ˢ 53, 52, 88, et celles du docteur Jacksch (n° 64) et du professeur Sœmisch (66). Dans ce dernier cas, la moitié externe de la cornée était trouble, et sur sa surface on voyait quelques inégalités provenant de la chute de l'épithélium. Un peu au-dessous du méridien horizontal, l'infiltration acquérait la plus grande intensité ; là aussi la chute de l'épithélium était plus prononcée. Les alternatives que subit l'infiltration de la cornée sont fort intéressantes à suivre dans cette observation.

Je n'ai rien de particulier à dire sur les symptômes ; je ne fais que signaler les suites possibles de ces lésions ; ce sont les opacités, depuis le simple nuage jusqu'au leucôme (n° 75) et leurs conséquences variées. La cornée reprend quelquefois assez rapidement sa transparence (n° 52), et il ne reste rien ou fort peu de chose de l'inflammation antérieure. L'ulcération peut enfin aboutir à la perforation de la cornée, comme nous le verrons plus loin ; mais cette terminaison redoutable est exceptionnelle.

D. — *Lésions de l'iris, iritis, état de la pupille.*

L'iritis, moins fréquente que la kératite, n'a existé que dans 21 cas ; 16 fois avec une kératite et 5 fois isolément(1). Je rapprocherai de ces 5 derniers faits ceux de M. Galezowski (observ. II) et de Bowman (n° 84) dans lesquels l'iritis ayant débuté en premier lieu, la kératite ne se développa que quelques jours plus tard.

L'iritis se montre le plus souvent dans le zona ophthalmique avec ses caractères habituels : changement de coloration, trouble de la surface de l'iris, rétrécissement et irrégularité de la pupille, cercle périkératique, enfin et surtout *synéchies postérieures*. (Voir les n°⁸ 75, 78, 81, 82, 83, 84, 85, 86,87, 69, 70, etc.)

Dans un cas unique, dû au docteur Parker qui envoya le malade à Hutchinson (n° 79), il se forma, dès les premiers jours de l'éruption, sur la face antérieure de l'iris, *une petite masse exsudative* plus ou moins analogue aux condylômes iriens qu'on observe dans l'iritis syphilitique ; il y eut même quelques synéchies. Chez le malade d'O. Wyss (n° 90), le professeur Horner trouva à l'autopsie, le tissu irien considérablement épaissi et infiltré de cellules lymphoïdes, surtout au voisinage de sa surface antérieure.

---

(1) A ces cinq faits d'iritis isolée on pourrait sans doute en ajouter un sixième. Dans l'observation V de Bowater J. Vernon, il est dit, en effet : « Un mois après le début de l'éruption, au moment où je vois le malade, la pupille est irrégulière, dilatée, mais paraît libre d'adhérences. » Toutefois, comme il existait en même temps un ptosis de la paupière supérieure, léger strabisme externe, et que Bowater ne suppose pas qu'il y ait eu iritis, je ne mets pas ce cas au rang des iritis isolées.

Ces iritis sont, en général, d'intensité moyenne. Quelquefois légères (n°s 86, 87, 69), elles peuvent aussi acquérir une grande intensité comme chez le malade dont Emile Emmert (1) rapporte l'histoire ; il y eut des synéchies postérieures, un dépôt sur la capsule antérieure du cristallin, la pupille était presque complétement obstruée (n° 87). Dans aucun cas on n'a observé d'hypopion.

Elles disparaissent souvent avec une grande rapidité, ce qui demontre tout au moins que l'inflammation était modérée (n°s 86, 82). Quelquefois cependant l'iris revient lentement à son état normal, la rougeur scléroticale persiste quelque temps.

Les conséquences de ces iritis n'offrent rien de particulier à signaler, je n'insiste pas.

Etat de la pupille, mouvements de l'iris. — Avec l'iritis, la pupille est habituellement resserrée ; elle peut aussi se trouver dilatée comparativement à celle du côté opposé. Ainsi chez un malade de Hutchinson, la pupille (n° 81) était dilatée du double ou du triple, immobile, fixée par des adhérences ; il y avait en même temps ptosis de la paupière supérieure. Chez un second, elle était un peu plus large (n° 80) que celle du côté sain.

La mydriase peut s'observer aussi sans que le tissu irien soit modifié dans ses caractères. Hutchinson cite un fait de ce genre : la pupille était deux fois plus large que celle de l'œil sain, immobile, ovale de haut en bas, l'iris était clair, sans adhérences visibles ; la cornée visqueuse, dépolie et piquetée. Le resserrement de la pupille existe aussi dans des conditions identiques, comme le montre l'observation de Jacksch (n° 61).

(1) Émile Emmert, *loco citato.*

Dans son premier mémoire, Hutchinson affirme, qu'alors même qu'il n'y a pas d'adhérences visibles de l'iris à la capsule cristallinienne antérieure, l'iris est toujours très-paresseux ; que dans plusieurs cas il n'a pu parvenir à dilater la pupille avec l'atropine, même en se servant de solutions concentrées. Il semble regarder ce fait comme particulier au zona ophthalmique, car plus loin, il ajoute (1) : Toutes les fois que l'œil est atteint, il y a paralysie de l'iris et immobilité complète de la pupille.

Sans doute, on peut, avec ou sans iritis (n° 61, observ. IV), observer la paresse de l'iris, qui répond difficilement aux stimulations extérieures ; mais il n'est pas vrai de dire que l'iris est toujours paralysé, la pupille immobile lorsque l'œil est atteint, et qu'elle est réfractaire à l'action de la belladone.

L'atropine, chez le malade de Jacksch, exerçait parfaitement son action mydriatique ; en outre, dans un cas de zona avec kératite et iritis, le docteur Johnen vit nettement l'atropine dilater la pupille. Hutchinson, d'ailleurs, ne cite qu'une seule observation (n° 77) à l'appui de son affirmation ; or, remarquons que chez la malade, la cornée était assez opaque pour empêcher la vision et qu'alors l'atropine n'a probablement pas pu pénétrer dans la chambre antérieure, car l'on sait (2) que dans certaines formes de kératite interstitielle la cornée n'absorbe point les collyres.

Il serait intéressant à l'avenir de noter exactement dans tous les cas de zona ophthalmiques, l'état de la pupille et des mouvements de l'iris.

(1) Hutchinson, *loco citato*, p. 208, 1er Mémoire.
(2) Galezowski, Traité pratique des maladies des yeux. Paris 1870, p. 287.

E. — *Moment d'apparition des lésions de la cornée et de l'iris.*

Dans les 43 observations de zona ophthalmique compliqué de kératite ou d'iritis, je ne trouve qu'un seul fait dans lequel la lésion oculaire ait précédé les manifestations cutanées : c'est celui du docteur Joy Jeffries. « Je fus appelé, « dit ce médecin, le 3 janvier, auprès d'une vieille dame « âgée de 80 ans, qui présentait un cas type d'herpès fron- « tal occupant le territoire cutané et muqueux des divisions « de la branche ophthalmique gauche du trijumeau ; son « médecin ordinaire me donna les renseignements suivants : « Le 20 décembre, violente douleur névralgique du front, « du nez, de l'œil gauche et des parties qui l'entourent. « Le 23 décembre, la conjonctive était excessivement en- « flammée, et un oculiste, appelé en consultation, reconnut « un ulcère de la cornée sans iritis. Aucune éruption cuta- « née ne fut notée jusqu'au 25, et alors apparurent sur le « front, la paroi du nez et la paupière supérieure, des exco- « riations, couvertes d'épaisses croûtes, ne dépassant pas « la ligne médiane. Des onctions avec la pommade d'aconit « sur le trajet du nerf frontal avaient été prescrites dès le « 23 décembre. » Ce fait est entouré de toutes les garanties désirables.

Hutchinson (1) a posé la règle suivante, acceptée par Bowman et Steffan. « Dans le zona ophthalmique, la kéra- tite et l'iritis n'apparaissent que lorsque l'éruption est à son summum, ou bien quand elle commence à décliner. » Et, de fait, l'iritis et la kératite se montrent souvent le 4°, le 5°,

(1) *Loco citato.*

le 6ᵉ, le 7ᵉ jour de l'éruption (nᵒˢ 77, 79, 80, 82, 83, 88, 87, 51, 52, 53, 58, 59, 71). La règle d'Hutchinson semble donc être exacte pour un certain nombre de cas ; mais si nous remarquons que plusieurs observations ne donnent pas la date exacte du début de l'altération oculaire, mais celle seulement à laquelle elle a été constatée ; si nous nous rappelons que certains malades n'ont pas été vus au début de l'éruption ; que, d'ailleurs, le gonflement des paupières ne permet souvent pas l'examen de l'œil dans les premiers jours, nous sommes amenés à penser que les lésions de l'œil peuvent quelquefois survenir dès les deux premiers jours, comme dans les deux cas suivants : Chez un malade d'Hutchinson, une petite masse exsudative se montra sur l'iris, presque en même temps que l'éruption (nᵒ 79), et, chez celui d'O. Wyss, la cornée se troubla le lendemain du jour où les vésicules apparurent (nᵒ 90).

Les lésions de la cornée et de l'iris apparaissent quelquefois à une période assez éloignée du début de la maladie. Mais ici deux cas peuvent se présenter : tantôt elles suivent d'assez près une nouvelle poussée de zona sur un point du territoire de l'ophthalmique, le nez ou les paupières, et elles rentrent alors, en réalité, dans les faits habituels ; tantôt elles surviennent alors que l'éruption est complétement terminée, que les croûtes commencent à se détacher, ou même après qu'elles sont tombées. Voici des exemples de l'une et de l'autre catégorie. Chez un des malades dont je rapporte l'observation (Obs. II), l'œil resta sain pendant les deux premières semaines de l'éruption ; l'iritis ne se déclara que vers la fin de la quatrième semaine, quelques jours après une nouvelle poussée de vésicules sur la paupière. Dans le fait de Jacksch (nᵒ 64), l'éruption débuta le 30 novembre ; le 6 décembre, des vésicules nouvelles se forment sur le côté du nez, et, le 12, on constate trois fines infiltrations de la cornée.

Chez un malade d'Hutchinson (n° 76), la kératite et l'iritis survinrent le dix-huitième jour de l'éruption ; la kératite un mois après dans un autre cas (n° 67), alors qu'il n'y avait plus qu'un peu de sensibilité au niveau du bord inférieur de l'orbite, et nulle part de douleur intense. Dans un autre cas, un intervalle de deux mois aurait séparé le zona de l'iritis ; mais ici je pense, avec Hutchinson, que les renseignements étaient inexacts, sinon, que l'affection oculaire n'avait aucune relation avec l'attaque antérieure.

L'iritis et la kératite peuvent, comme nous l'avons dit plus haut, survenir en même temps ou se succéder à un intervalle plus ou moins éloigné (n° 86).

F. — *Circonstances étiologiques favorisant le développement des lésions de la cornée et de l'iris.*

Les lésions de la cornée et de l'iris ont, dans le zona ophthalmique, relativement la même fréquence chez l'homme et chez la femme : sur 43 malades dont le sexe a été indiqué, en comptant les deux malades chez lesquels les altérations ont abouti à la perte de l'œil (n°ˢ 96, 98), nous avons 27 hommes et 16 femmes. L'âge a peu d'influence, contrairement à l'assertion d'Hutchinson (1), « que l'herpès est plus grave, et l'œil plus exposé à souffrir, chez les gens âgés » : de 41 malades, 19 étaient âgés de plus de 40 ans (5 avaient de 40 à 60 ans, 15 avaient dépassé la soixantaine), et 21 moins de 40 ans (14 de 40 à 20, 7 moins de 20 ans). Remarquons, cependant, que sur 6 des malades atteints de kératite et

(1) *Loco citato*, p. 193, 1ᵉʳ Mémoire.
(2) *Ibidem.*

d'iritis avec un zona siégeant seulement sur le territoire du nerf frontal, 4 avaient plus de 50 ans.

Les circonstances extérieures n'ont aucune influence sur le développement des lésions de la cornée et de l'iris.

Se fondant sur les relations anatomiques, et recherchant dans le mode spécial de la distribution de l'éruption cutanée la raison d'être des lésions de la cornée et de l'iris, Hutchinson avait remarqué tout d'abord qu'elles n'existaient que dans les cas où les vésicules s'étaient développées sur le côté du nez, c'est-à-dire sur le territoire du nerf nasal. Frappé de ce fait, que la théorie lui permettait d'ailleurs de prévoir, il le généralise et conclut, dans son premier Mémoire, « que, « dans le zona ophthalmique, l'œil reste intact quand l'érup- « tion est limitée au trajet des branches frontales, et qu'il « est toujours atteint quand le côté du nez est envahi. » Plus tard, dans son second rapport, à l'occasion d'un fait contra- dictoire qu'il vient d'observer, il modifie sa première règle sans vouloir, toutefois, l'abandonner complétement : « Ma « règle doit, peut-être, être un peu modifiée. On pourrait, « je pense, affirmer sans crainte que l'œil ne souffre presque « jamais beaucoup quand le nez n'est pas atteint par l'érup- « tion, et que la gravité de l'éruption sur un point est habi- « tuellement en relation directe avec la gravité de l'inflam- « mation sur l'autre. » Les lésions oculaires doivent donc être très-légères quand l'éruption est limitée sur le nez. Dans son troisième rapport, Hutchinson regrette la concession qu'il a faite, et il écrit : « Ces faits ratifient ma première « opinion, que la nutrition de l'œil est seulement menacée « quand la maladie affecte la branche oculo-nasale, ce que « démontre l'apparition du zona sur la pointe du nez. »

Examinons les observations et voyons ce qu'il faut penser des assertions de l'auteur anglais.

Dans les 98 observations de zona ophthalmique que j'ai trouvées dans la science, l'éruption a envahi le *côté du nez* à un degré quelconque, en tout ou en partie, 53 fois : 32 fois dans toute ou presque toute sa hauteur, de la racine à la pointe (autant du moins qu'on en peut juger par la lecture des observations qui, quelquefois trop explicites, disent simplement : L'éruption a occupé le côté du nez, sans spécifier davantage); 8 fois la moitié supérieure; 8 fois la racine, tantôt au-dessus, tantôt au niveau de l'angle interne, et 5 fois la moitié inférieure seule, l'aile du nez.

Or, la kératite et l'iritis ont existé, seules ou réunies, 41 fois (je fais rentrer dans ce nombre le malade que j'ai observé à l'hôpital des cliniques (Obs. I); mais je ne tiens pas compte d'un fait douteux d'iritis (Bowater J. Vernon, n° 71), pas plus que de celui de M. Giraud-Teulon (n° 96), qui signale la suppuration de l'œil, mais ne donne aucun détail sur la distribution du zona). Or, dans ces 41 cas de lésions de l'iris et de la cornée, il en est 7 dans lesquels aucune vésicule ne s'était développée sur le côté du nez. Par suite, sur les 53 cas dans lesquels le nez a été envahi à un degré quelconque, il n'en est que 35 où l'œil ait été atteint, et 18 dans lesquels la cornée et l'iris sont restés parfaitement indemnes.

Au point de vue de la distribution et de la gravité de l'éruption sur le nez, ces 18 cas se subdivisent ainsi : 5 fois l'éruption occupait la moitié supérieure de l'organe, 8 fois tout ou la grande partie du côté, et 5 fois la racine du nez.

D'une autre part, 8 fois, sur les 32 cas, où tout le côté du nez a été envahi, la cornée et l'iris n'ont éprouvé aucune altération. Sans doute (1), de ces 8 malades qui ont échappé

(1) Dans un cas de zona ophthalmique, rapporté par Trousseau

aux complications oculaires, il en est 2 ou 3 (n° 36, n° 35 Hutchinson) qui n'ont été examinés qu'une seule fois et n'ont pu être suivis, de telle sorte qu'on ne peut pas affirmer qu'ils font ou qu'ils ne font pas exception à la loi posée par Hutchinson; mais il en est d'autres, comme celui de Steffan (n° 47), celui d'Hutchinson lui-même (n° 33), qui, mis en observation pendant toute la durée du zona, n'ont présenté, à aucun moment, la moindre altération cornéenne ou irienne.

Quant aux 35 cas de lésions oculaires avec zona sur le nez, il se subdivisent ainsi. — Éruption sur tout le côté ou la plus grande partie du côté du nez, kératite seule, 13 fois; kératite et iritis, 10 fois; iritis, 2. — Éruption sur l'aile du nez : kératite et iritis, 1 fois; iritis, 2; kératite, 1 fois. — Éruption sur la moitié supérieure : kératite et iritis, 2 fois; kératite, 1 fois. Éruption sur la racine du nez : kératite, 3 fois (1 fois perte de l'œil).

Dans les 7 cas où l'œil a été pris, alors que le zona s'est limité au front, nous avons : kératite et iritis, 3 fois; iritis seule, 1; kératite seule, 3.

Les *conclusions* suivantes découlent tout naturellement de l'exposé précédent :

1° Les lésions de la cornée et de l'iris sont, le plus souvent, en relation avec la présence de l'éruption sur le côté du nez, contrairement à l'opinion de Bowman qui n'avait pas admis ce rapport.

2° La cornée et l'iris se prennent, dans le zona ophthalmique, que l'éruption siége sur tout le côté où sur l'aile du

(Clinique de l'Hôtel-Dieu de Paris, t. 1, p. 192), l'éruption suivit tous les rameaux cutanés de la branche ophthalmique. Le malade eut une ophthalmie douloureuse avec photophobie; on peut se demander si l'iris et la cornée n'ont pas été atteints.

nez, ou qu'elle n'occupe que la moitié supérieure et même un point encore plus limité de l'organe ; les lésions peuvent être aussi graves dans cette dernière condition que dans la première, contrairement à la règle trop absolue d'Hutchinson, qui subordonne la gravité des altérations de la cornée et de l'iris à la gravité de l'éruption sur le nez.

3° L'éruption peut envahir le nez, et cela de la racine à la pointe, sans que l'œil soit fatalement atteint, comme le suppose Hutchinson.

4° Enfin, l'œil peut souffrir alors même que l'éruption est limitée au front et à la paupière supérieure. Bowman en rapporte quatre exemples. Ils n'ont peut-être pas tous les quatre la même valeur : trois de ces malades n'ont pas été observés pendant l'éruption ; l'un d'eux ne fut examiné que deux ans, un second quatre mois et un troisième six ans après l'attaque herpétique. Hutchinson repoussera peut-être ces faits, en disant que les vésicules ont pu ne pas laisser de cicatrices sur le nez et que, par suite, il n'est pas permis d'affirmer que le nez est resté libre pendant l'éruption, ce qui serait une fin de non-recevoir étrange ; mais cette objection ne saurait atteindre la huitième observation de Bowman (n° 84), ni celle du professeur Horner, ni celle du docteur Galezowski (Observ. II) ; ces auteurs ont, en effet, suivi toutes les phases de l'éruption chez leurs malades.

Aussi, tenant compte des faits, et des faits seuls, je dirai, en me servant des expressions mêmes d'Hutchinson :

Dans le zona ophthalmique, l'iris et la cornée souffrent rarement quand l'éruption ne siége pas sur le territoire des branches du nerf nasal ; ils souffrent habituellement quand tout le côté du nez est envahi ; l'iris et la cornée sont d'autant plus exposés à souffrir, et peut-être, à souffrir grave-

ment, que l'éruption recouvre tout le côté du nez ou l'aile du nez.

Cette formule me paraît répondre à la réalité des faits.

G. — *Altérations de la sensibilité oculaire après l'éruption.*

« Quand l'œil a participé à la maladie, dit Hutchinson (1), « la cornée perd fréquemment sa sensibilité et ne la recou- « vre jamais entièrement. » Le fait est vraisemblable, la cornée est anesthésiée au même titre que la surface cutanée qui a été le siége de l'éruption ; l'auteur anglais, cependant, ne signale positivement, dans aucune de ses observations, cette anesthésie de la cornée. Joseph Kocks (2), dans l'observation détaillée qu'il rapporte au début de sa thèse, ne parle pas de l'état de la sensibilité de la cornée, vers la fin de l'éruption.

Chez la malade du docteur Blachez (Obs. IV) la cornée fut à peine troublée ; mais, vers la fin de l'éruption, au moment où les croûtes se détachaient, elle avait perdu toute sensibilité ; je pus la toucher, promener un crayon à sa surface, sans que la malade éprouvât la moindre sensation. La conjonctive était également insensible, dans un certain rayon autour de la cornée ; la malade, un mois après, supportait encore difficilement la lumière, et se plaignait de douleurs oculaires.

Les douleurs oculaires, l'irritabilité de l'œil, la photophobie peuvent persister également un temps plus ou moins long, alors même, que l'œil est sain. (Obs. IV).

(1) *Loco citato.*

(2) *Loco citato*, p. 9 et 10. — A l'entrée du malade, la cornée opaque était encore sensible, mais peut-être moins que celle du côté opposé ; la photophobie existait et elle persista jusqu'à la sortie.

Ces phénomènes ont été malheureusement à peine signalés. Il est nécessaire à l'avenir de les étudier dans tous les
cas de zona ophthalmique, de rechercher si l'anesthésie de
la cornée peut exister alors même que cette membrane n'a
pas été touchée, et si elle coincide toujours exactement avec
l'anesthésie de la surface cutanée. Il est présumable que l'on
trouvera que les modifications de la sensibilité oculaire sont
toujours analogues à celles de la peau.

§ III. — PARALYSIES MUSCULAIRES.

Isolées ou réunies aux lésions précédentes, les paralysies
des muscles de l'œil ne sont pas fréquentes ; je n'en trouve
que sept exemples. Elles n'ont aucune relation avec l'intensité des douleurs, la gravité et la distribution spéciale de l'é-
ruption cutanée. Deux fois elles existèrent chez des jeunes
gens, 1 fois chez un adulte de 38 ans, et 4 fois chez des sujets ayant dépassé 50 ans.

La paralysie atteint surtout le nerf de la troisième paire.
Une fois elle a été complète, et s'est étendue à tous les muscles innervés par le moteur oculaire commun (n° 94); incomplète, elle frappe seulement le releveur de la paupière,
et le droit interne, d'où strabisme externe et ptosis (n° 71),
ou encore elle se limite au releveur de la paupière (nᵒˢ 92,
61, 81). La mydriase peut exister seule ou accompagner ces
paralysies.

Dans un cas Bowman a observé la paralysie du muscle
droit externe ; le malade avait alors un strabisme interne léger et de la diplopie. Weidner (n° 94), rapporte un fait semblable, mais ici le strabisme survint quelque temps après le
zona.

Ces paralysies n'ont pas une grande importance ; elles

surviennent dans les premiers jours de l'éruption, disparaissent assez rapidement et ne semblent pas devenir définitives. Chez un malade de Bowman la diplopie et le strabisme existaient encore 4 mois après l'attaque du zona, et étaient 4 ans après encore plus prononcés ; mais il faut ajouter qu'antérieurement le malade avait éprouvé, à 2 ou 3 reprises, des accidents du même genre.

Ces paralysies doivent être rapprochées des faits de Duncan (1), qui observa chez deux vieilles femmes, atteintes d'herpès dorso-pectoral, une hémiplégie tout à fait transitoire du côté correspondant ; du fait de Greenough (2) : dans le cours d'un zona cervical, paralysie faciale disparaissant assez rapidement après l'éruption.

Il s'agit peut-être, dans ces cas, de paralysies d'origine réflexe. On pourrait aussi, cependant, supposer avec Bowater. J. Vernon (3), qu'elles ne sont pas en connexion immédiate avec l'herpès, qu'il y a simple coïncidence, et que ce sont des paralysies rhumatismales développées sous la même influence que le zona. O. Wyss ayant trouvé dans les muscles de l'œil de petits abcès, est disposé à rattacher les paralysies à l'inflammation du tissu musculaire. Il ne me paraît pas possible de tirer des conclusions générales d'un fait exceptionnel par sa gravité.

§ IV. — ALTÉRATIONS EXCEPTIONNELLES DE L'ORGANE DE LA VUE.

Je réunis dans ce paragraphe, les faits qui se sont accompagnés de lésions oculaires que l'on ne rencontre pas habi-

(1) Journal of cutan. med. and diseases of the skin, by Erasmus Wilson, 1868. Vol. 2, p. 241.

(2) *Eodem loco*.

(3) *Loco citato*.

tuellement dans le zona frontal, et ceux dans lesquels les
ésions, sans avoir été différentes, à l'origine, des lésions
habituelles, ont revêtu une gravité exceptionnelle.

Amblyopie. — Herpès de la branche ophthalmique droite.
Sous ce titre Bowater. J. Vernon (1) rapporte l'observation
suivante : « Un homme de 53 ans fut atteint d'un zona
ophthalmique du côté droit, avec ptosis de la paupière supérieure, léger strabisme externe. La pupille était irrégulière,
plutôt dilatée, très-paresseuse, mais semblait libre d'adhérences. Le malade se plaignait de ne plus voir de cet œil, et
cependant, à un examen attentif du fond de l'œil, je ne trouvai aucun changement de structure. La vision était considérablement diminuée, mais elle s'améliorait au moyen d'une
carte perforée, et en fermant l'œil gauche. Le malade ne
pouvait lire au-dessous du n° 12 de Snellen. Au bout d'un
mois, la vision ne s'était pas améliorée, l'œil droit ne lui était
presque d'aucune utilité, et cependant des examens ophthal-
moscopiques minutieux ne révélèrent aucune cause d'amblyopie. Les douleurs névralgiques étaient extrêmes (n° 71). »
Bowater suppose que cette amblyopie était due à des change-
ments nutritifs survenus dans la rétine. Ce fait serait ainsi à
rapprocher de ceux que le docteur Notta (2) a réunis dans
son mémoire sur les amauroses par paralysie de la rétine,
consécutives à des névralgies des branches de la cinquième
paire, et de ceux publiés par Hutchinson (3). Cependant,
comme il y avait en même temps ptosis et strabisme externe,

(1) Bowater J. Vernon, *loco citato*, obser. n° V.

(2) Notta, Mémoire sur les lésions fonctionnelles qui sont sous la
dépendance des névralgies ; Archives générales de médecine, 5e série, t. 3, 1854. Vol. 1, p. 12 et suiv.

(3) On the effect of injuries to the fift nerve, on the nutrition of
the eye-ball, and the function of sight (Ophthalmic hospital Reports,
vol. 4-5).

on peut se demander s'il ne s'agissait pas simplement d'une paralysie du muscle accommodateur ; l'iris était, il est vrai, peu dilaté, mais il était paresseux.

Je rapporte simplement à titre de curiosité l'observation suivante de Bowman (1) : « M! B. fut attaqué en janvier 1864 d'un zona du front et de la moitié gauche de la face. Les paupières furent considérablement enflées, et quand il put les ouvrir, il constata que son œil gauche était complétement perdu pour la vision. Je le vis 4 mois après et à l'examen ophthalmoscopique, je trouvai une *atrophie* de la papille du nerf optique (n° 95). » Y eut-il une relation étiologique entre le zona et l'altération de la papille, je ne sais, mais, en tout, cas il me paraît impossible de faire de l'atrophie de la papille une conséquence du zona.

Tumeur de la sclérotique. — Hutchinson prétend avoir vu plusieurs fois la sclérotique envahie par l'inflammation en même temps que l'iris et la cornée (2) ; il suppose qu'il en a été ainsi chez le premier malade dont il transmet l'observation ; malheureusement il n'appuie cette assertion sur aucune preuve clinique.

M. Giraud-Teulon (3) a eu l'occasion de voir, chez un homme de 53 ans, un cas fort singulier de tumeur développée sous la sclérotique. Je transcris l'observation, telle que je l'ai trouvée dans les *Annales d'oculistique*, en y ajoutant les quelques détails que ce savant oculiste a eu la bonté de me donner. « Sur la fin d'un zona ophthalmique, apparut « dans la moitié inférieure et externe de la sclérotique, une « plaque rouge, bientôt remplacée par une petite tumeur « développée dans la sclérotique ou le tissu épiscléral, qui

<hr>

(1) Bowman, *loco citato*, observ. V.
(2) *Loco citato*, 1er Mémoire.
(3) Annales d'oculistique, t. 44 ; 10e série, t. 4, 1870.

« vint faire saillie dans le corps vitré. Cette tumeur avait dé-
« collé la rétine sur un point, puis perforé la partie décollée,
« qui, au pourtour de la tumeur, se réappliqua ultérieure-
« rement sur la choroïde. Dans le délai de 6 semaines, la
« tumeur disparut. Elle était de la grosseur d'un grain de
« chènevis. Il s'agit là probablement d'un néoplasme inflam-
« matoire (n° 97). »

Suppuration de l'œil, perforation de la cornée. — L'ulcération de la cornée peut aboutir, mains dans des cas tout
à fait exceptionnels, à la perforation de cette membrane.
Le docteur Galezowski, mandé en consultation par le docteur Barthez, a observé un cas de ce genre ; l'ulcération de
la cornée fut consécutive à un abcès ; aucun traitement ne
put enrayer l'ulcération, les douleurs étaient atroces ; bientôt
la cornée fut complétement perforée, l'iris fit hernie, et il se
forma un staphylôme antérieur. (Communication orale.)
J'explique de la même manière la marche des accidents chez
le malade que j'eus à soigner à l'hôpital des Cliniques (n° 98).
Je suis convaincu qu'il en a été de même, dans le fait que
M. Giraud-Teulon cite (n° 96) comme un exemple de suppuration de l'œil dans un zona ophthalmique, car je ne puis
croire que cette suppuration ait été primitive, qu'elle soit
survenue d'emblée.

SECONDE PARTIE

PATHOGÉNIE ET PHYSIOLOGIE PATHOLOGIQUE DU ZONA
OPHTHALMIQUE ET DES LÉSIONS OCULAIRES,
ÉTIOLOGIE, PRONOSTIC, DIAGNOSTIC, TRAITEMENT.

CHAPITRE PREMIER

Pathogénie et physiologie pathologique

Qu'est-ce que le zona ophthalmique? Quelle est, au point
de vue de la physiologie pathologique, la signification des
lésions oculaires qui sont dans un rapport anatomique si
intime avec l'éruption cutanée? Pour répondre à la première
de ces questions, il me semble nécessaire d'établir tout d'a-
bord quelle est la nature du zona. Il est généralement reconnu aujourd'hui, que l'éruption herpétique du zona est
secondaire, et qu'elle est subordonnée à une modification
quelconque du tronc nerveux dont elle occupe le territoire cutané. Mais cette modification quelle est-elle? Quels sont les

éléments nerveux qui tiennent sous leur dépendance l'éruption cutanée? Laissant de côté toute hypothèse, je m'adresserai successivement, pour résoudre ce problème, aux faits cliniques, aux maladies nettes et définies du système nerveux dans lesquelles le zona se trouve représenté, à l'anatomie pathologique, à la physiologie expérimentale, et puis rapprochant les données obtenues, je chercherai à dégager la véritable théorie du zona. Appliquant ensuite la théorie du zona en général au zona ophthalmique, j'interpréterai par le même procédé les lésions oculaires qui lui donnent une physionomie si spéciale. Le sujet est délicat et difficile, mais fort heureusement, je trouve la voie déjà tracée par des pathologistes et des physiologistes éminents.

L'histoire des troubles trophiques en général, et des troubles trophiques cutanés en particulier, consécutifs aux affections du système nerveux central et périphérique, est toute moderne. Le docteur Charcot a l'honneur d'avoir, le premier en France, inauguré cette étude, dans une note publiée en 1859 (1) dans le *Journal de physiologie*. A la suite des observations, M. Brown-Séquard établit une distinction de la plus haute importance. « Les altérations de nutrition sont très-différentes, suivant qu'elles succèdent à la section ou à la compression d'un nerf. Il faut distinguer les effets de l'irritation de la moelle épinière et des nerfs, de ceux de la paralysie ou simple cessation d'action ; en d'autres termes, il faut distinguer les effets de l'action morbide et ceux de l'absence d'action. » (2).

(1) Note sur quelques cas d'affection de la peau dépendant d'une influence du système nerveux, suivis de remarques sur le mode d'influence du système nerveux sur la nutrition, par le docteur Brown-Sequard. — Journal de physiologie, 1859.

(2) Journal de physiologie, 1859.

Depuis 1859, le médecin de la Salpétrière n'a cessé de poursuivre cette étude ; il a inspiré la remarquable thèse de Mougeot (1), celle du docteur Couyba (2) ; en 1870, il fit à l'hôpital des leçons sur les troubles trophiques consécutifs aux maladies du cerveau et de la moelle épinière, leçons que le docteur Bourneville a réunies en un volume, dont la première partie vient de paraître (3). Dans ces leçons, M. Charcot insiste tout particulièrement sur la distinction posée antérieurement par Brown-Sequard, et sur les caractères bien tranchés des lésions nutritives dans les deux cas. Des altérations de nutrition consécutives aux altérations des nerfs ou des centres, « les unes, dit-il, sont des lésions passives, lentes à se produire, et n'ayant le plus souvent aucun caractère inflammatoire. Les autres, sont des troubles trophiques qui, dès l'origine, présentent le plus souvent la marque d'un travail phlégmatique plus ou moins accentué ; en outre, un caractère qui leur est commun à la plupart, c'est qu'elles se développent avec une grande rapidité, à la suite de la lésion des centres ou des nerfs qui en a provoqué l'apparition, parfois même avec une rapidité incroyable. » « Or, les premières succèdent aux lésions qui ont pour résultat d'anéantir ou de suspendre l'action du système nerveux, aux sections complètes des nerfs ou de la moelle ; elles sont dues à l'inaction à laquelle les parties sont condamnées. Les secondes,

(1) Recherches sur quelques troubles de nutrition consécutifs aux affections des nerfs, par J. B. A. Mougeot, thèse inaugurale. Paris, 1867.

(2) Des troubles trophiques consécutifs aux lésions traumatiques de la moelle et des nerfs, par Louis Couyba, thèse inaugurale. Paris, 1871.

(3) Des troubles trophiques consécutifs aux maladies du cerveau et de la moelle épinière ; leçons faites à la Salpêtrière, recueillies et publiées par Bourneville. Paris, 1872.

au contraire, sont consécutives aux lésions qui déterminent, soit dans les nerfs, soit dans les centres, une exaltation de leurs propriétés, une irritation, une inflammation (1). » C'est là la condition première, la condition *sine quâ non* de leur développement. La physiologie expérimentale ne contredit nullement, et confirme souvent, les enseignements de la pathologie humaine. S'il est très-rare de voir survenir chez les animaux les troubles trophiques spéciaux aigus, c'est que, d'une part, la section complète des nerfs ou de la moelle, d'après le professeur Vulpian (2) ne produit jamais chez eux une névrite, et d'autre part, « que les lésions traumatiques, même les plus graves, des nerfs périphériques ou de la moelle, produisent assez difficilement une névrite ou une myélite quelque peu durables et comparables à celles qui se développent, au contraire, assez facilement chez l'homme, à la suite des lésions les plus minimes (3). » C'est, en effet, dans le cas de contusions, de piqûres, de sections incomplètes des nerfs, de tiraillement, circonstances toutes éminemment propres à développer la névrite, ou tout au moins l'irritation du nerf, que ces troubles trophiques apparaissent. Les faits observés par les chirurgiens américains Mitchel, Morehouse et Keen, pendant la dernière guerre d'Amérique (4), le démontrent avec la plus entière évidence.

Pour la moelle, M. Charcot fait observer qu'il est nécessaire que les processus irritatifs ou inflammatoires portent, non sur les cordons blancs commissurants, mais sur certaines régions spéciales : par exemple sur les grandes cellules des

(1) Charcot, *loco citato*, p. 9-10 et *passim*.
(2) Leçons professées au Muséum. Germer Baillière, 1866.
(3) Charcot, p. 12.
(4) Gunshot Wounds and Other injuries of nerves. Philadelphie, 1864. Analyse dans les archives générales de médecine, 1865, t. 1.

cornes antérieures, pour produire des troubles nutritifs des muscles (1).

Les affections cutanées consécutives à une lésion irritative ou inflammatoire, traumatique ou spontanée, du tissu nerveux, se montrent dans l'immense majorité des cas, dans le domaine périphérique du nerf lésé, au-dessous du point atteint. Elles peuvent aussi, mais plus rarement, soit par actes réflexes, soit par suite de névrite ascendante, éclater dans le domaine d'un nerf périphérique qui n'a pas été primitivement atteint.

Parmi les affections de la peau qui ont le caractère phelgmasique le plus franc, le *zona* tient le premier rang. Or, les faits cliniques, les faits d'anatomie pathologique avec examen microscopique des plus minutieux, vont nous démontrer que les conditions qui président au développement des troubles trophiques, et des troubles trophiques cutanés en particulier, dans les affections du système nerveux central ou périphérique, se trouvent réalisées dans les cas de zona.

La note de M. Charcot, insérée dans le *Journal de physiologie*, le 5 novembre, contient l'observation d'un homme qui avait reçu une balle à la partie inférieure et postérieure de la cuisse. Quelque temps après la guérison de la plaie, survinrent dans la jambe de vives douleurs, presque continues, mais s'exaspérant par accès. Cette névralgie, qui résista à tous les moyens employés, s'accompagna à plusieurs reprises d'une éruption de zona sur la peau des parties douloureuses.

Il existe un certain nombre de faits semblables de zonas traumatiques; tels sont ceux : de Rouget (2). Plaie d'arme à feu et contusion du brachial cutané interne. Zona, après la

(1) Charcot, p. 54.
(2) Rouget, cité par Brown-Sequard, Journal de physiologie, 1859.

cicatrisation de la plaie, sur le territoire de la branche postérieure de ce nerf à l'avant-bras — de Raynaud (1). Lésion du cubital, cicatrice, éruption vésiculeuse sur tout le trajet de ce nerf, très-exactement, de temps à autre — d'Oppolzer (2). Contusion du thorax, douleurs violentes, et deux jours après rougeur et éruption vésiculeuse dans les septième st huitième espaces intercostaux gauches ; herpès Zoster type. La névralgie disparut après l'éruption — de Thomas (3) ; à la suite d'un effort douleurs vives, et quelques jours après l'accident, éruption vésiculeuse dans le trajet du sixième nerf intercostal—de Kuhl cité par Samuel (4); contusion du nerf brachial, affection vésiculeuse — de Bouchard (5) ; 1° à la suite d'un choc dans l'aisselle douleurs lancinantes sur le thorax et la partie inférieure du bras, éruption de zona, deux jours après, suivant les deuxième et troisième espaces intercostaux et la partie interne du bras ; 2° à la suite d'une entorse névralgie sciatique, et, deux mois après, zona sur le dos du pied.

Bærensprung (6) a vu chez deux malades, un zona survenir à la suite de blessures qui, vraisemblablement, avaient atteint les troncs nerveux, et dans le district correspondant. Bohn (7) rapporte aussi deux cas de zona au traumatisme.

(1) Raynaud, Thèse de Paris, 1862, p. 159.

(2) Oppolzer, Allegemeine Viener medicinische Zeitung, n° 48, novembre 1866.

(3) Archiv. der Heilkunde, 1866, p. 453.

(4) Samuel, Die trophischen nerven, Leipzig, 1860, p. 189.

(5) Bouchard, Deux cas de zona traumatique, Gazette médicale, 1869, p. 150.

(6) Bærensprung, Die Gürtelkrankheit in Annalen des Charité-krankenhauses zu Berlin. IX Bd. 2 Heft, p. 122, 1861.

(7) Der Zoster im Kindesalter. Jahrbuch f. Kinderkrankh. Neue folge, II Jahr., I Heft, p. 19, 22 ; und Oscar Wyss, Archiv. der Heilkunde, XII, p. 265.

Je rapprocherai des faits précédents deux observations du professeur Horner de Zurich, et de Julius Schiffer (1), citées par O. Wyss. Chez le malade de Horner, dans le cours d'une tumeur orbitaire, un exanthème pustuleux survint dans le district du nerf sus-orbitaire. Le malade de J. Schiffer était atteint d'un sarcôme mélanode de l'os sphénoïde ; il y eut paralysie de l'oculo-moteur, puis exanthème pustuleux dans la moitié gauche de la face. En même temps, à la suite d'une impression de froid, le malade eut une perte de sensibilité dans la joue correspondante. A l'autopsie, on trouva le nerf trijumeau englobé dans la tumeur. Le ganglion de Gasser, complétement dégénéré, ne fut pas examiné complétement.

Les chirurgiens américains, Mitchel, Morehouse et W. Keen, rapportent un grand nombre d'exemples de lésions de nutrition consécutives à des plaies incomplètes, et à des contusions traumatiques des nerfs ; ils ont, sous le nom d'éruptions eczémateuses, décrit une affection de la peau qui pourrait, pense M. Charcot (2), être rapprochée de la forme précédente.

Le zona traumatique est le plus souvent lié à la névralgie traumatique ; il peut en marquer les exacerbations ; la névralgie peut cependant ne pas exister, comme dans le cas de Rouget, où le zona se développa sur une partie privée de sensibilité.

En 1865, le docteur Leudet (3) fils, médecin de l'Hôtel-

(1) Virchow's archiv. Bd XXXV, Heft 3, p. 413 ; und O. Wyss, p. 265.

(2) Charcot, *loco citato*, p. 20.

(3) Recherches sur les troubles des nerfs périphériques, et surtout des vaso-moteurs, consécutifs à l'asphyxie par la vapeur de charbon. Archives de médecine, mai 1865.

Dieu de Rouen, publia dans les *Archives générales de médecine*, un excellent mémoire sur la névrite périphérique
consécutive à l'asphyxie par la vapeur de charbon. Il se fonde,
pour admettre la névrite, sur deux genres de preuves : sur
l'analogie qui existe entre ces cas et les cas de névrite traumatique, et, ce qui est plus décisif, sur le résultat de la seule
autopsie qu'il ait faite ; cette autopsie lui démontra l'existence d'une névrite du sciatique ; en outre, dans ce cas,
comme dans plusieurs observations , le gonflement particulier dont Remack a signalé l'importance au point de vue du
diagnostic de la névrite, existait au niveau du point d'é-
mergence du nerf. Or, chez plusieurs de ses malades
un zona apparut presque immédiatement après la cessation des symptômes d'asphyxie ; l'un d'eux eut un zona
de la face, étendu à tout le territoire cutané du trijumeau
gauche (1).

Les affections de la moelle épinière déterminent fréquemment des troubles trophiques variés, mais celles des faisceaux
postérieurs semblent seules avoir le privilége de produire les
troubles trophiques cutanés, au premier rang desquels se
trouve le zona. C'est encore à M. Charcot que l'on doit ce
que l'on sait à ce sujet. « Un caractère commun à toutes ces
éruptions (qu'il s'agisse d'urticaire, de zona, d'ecthyma), dit
M. Charcot, et ce caractère est bien propre à faire voir qu'il
ne s'agit pas, en pareil cas, d'éruptions banales, c'est qu'elles
se montrent, de concert avec certaines exacerbations, ex-
ceptionnellement intenses et tenaces des douleurs spéciales,
en quelque sorte pathognomoniques de la sclérose fasciculée
des cordons postérieurs, et que l'on a coutume de désigner
sous le nom de douleurs fulgurantes. Elles siégent habituel-

(1) Pivain, observ. III du Mémoire de Leudet.

lement sur le trajet même des nerfs envahis par la fulguration douloureuse (1). » Les douleurs fulgurantes des ataxiques paraissent dépendre de l'irritation des faisceaux radiculaires internes, masses fibreuses internes des racines postérieures de Kolliker (2), qui sortent des cornes postérieures de la substance grise. J'ai pu voir plusieurs faits de ce genre à l'hôpital de la Salpétrière, dans le service de M. Charcot.

Le docteur Liouville (3) a vu survenir chez un ataxique, un zona du bras gauche, dans les conditions signalées par M. Charcot; le malade souffrait en même temps d'une arthropatie de l'épaule gauche : à l'autopsie on trouva les surfaces articulaires couvertes d'ostéophytes, et du côté de la moelle, une sclérose des cordons postérieurs.

Quelques faits permettent de supposer que le zona peut être consécutif à des lésions de l'encéphale (4); mais ils ont été relatés d'une façon très-sommaire, et il faut attendre des observations minutieuses et détaillées.

Voici donc un nombre considérable de faits cliniques (5), dans lesquels le zona est évidemment relié à une affection du système nerveux central ou périphérique. Au point de vue de l'expression symptomatique, tous ces faits ont entre eux

(1) Charcot, *loco citato*, p. 69.

(2) Kolliker, Éléments d'histologie humaine, p. 345.

(3) Communication à la Société de biologie, 1872, et communication orale.

(4) Charcot, *loco citato*, p. 72. — Docteur Payne, British med. Journal, 1871. — Steffan, Klinische Erfahrungen und studien, 1867-1869, p. 42-43. Erlangen, 1869.

(5) Rappelons ici que le professeur Gerhardt a signalé deux cas d'éruption vésiculeuse du menton à la suite de l'application du courant constant sur le nerf mentonnier au point où il sort du canal dentaire. — Central blatt für die medic. Wissench, 1866, n° 4.

la plus grande analogie : c'est dans le domaine périphérique du nerf lésé, du nerf douloureux, sur le trajet des rameaux cutanés de ce nerf, à un moment souvent identique,
c'est-à-dire au moment de l'exacerbation des douleurs, que
l'éruption de zona se développe. Ici, c'est à la suite de contusions traumatiques, de plaies incomplètes, de tiraille-
ments des branches nerveuses par une cicatrice, toutes
conditions les plus propres à produire l'irritation et l'inflammation du tronc nerveux atteint. Là, il n'y a pas de traumatisme, le zona est consécutif à l'asphyxie par la vapeur de
charbon, et cette asphyxie détermine, comme l'autopsie de
Leudet le démontre, des névrites périphériques. Chez les
ataxiques enfin, la lésion de la moelle est connue, elle est
positive, c'est une myélite chronique aboutissant à la sclérose des cordons postérieurs ; le moment même que choisit
le zona est celui des accès de fulgurations douloureuses,
qui correspondent probablement à une extension ou à un
redoublement d'intensité du processus irritatif. A des modalités symptomatiques identiques doivent correspondre des
modalités anatomiques identiques ; il est donc logique de
supposer que, dans tous ces cas, une même condition pathogénique, l'irritation ou l'inflamation du système nerveux
périphérique, ou du système nerveux central, a présidé au
développement du zona, et d'affirmer l'étroite dépendance de
l'herpès, en face de l'action causale du nerf enflammé. Si-
gnalons enfin que, dans plusieurs cas de méningite spinale
chronique, avec épaississement de la dure-mère, M. Charcot a vu l'inflammation concomitante des nerfs rachidiens,
dans leur trajet à travers les méninges, provoquer dans les
parties périphériques, outre une athrophie plus ou moins
prononcée des masses musculaires, des éruptions cutanées
diverses, mais se rapprochant quant à la forme, tantôt du

zona et tantôt du pemphigus (1). L'Anatomie Pathologique va maintenant donner à ces vues une nouvelle consécration.

L'anatomie pathologique du zona ne repose que sur quelques autopsies, mais si peu nombreux qu'ils soient, ces faits sont précieux, et il importe de les rappeler.

Bærensprung, dans son premier mémoire de 1861 (2), rapporte deux autopsies de Danielssen et du professeur Esmarch, de Kiel. Le malade de Danielssen mourut de pneumonie ; deux mois avant, il avait éprouvé des douleurs névralgiques et présenté un zona du côté gauche. Le 6e nerf intercostal fut trouvé considérablement enflé et rouge ; le gonflement était dû à une infiltration du névrilème, la substance nerveuse était intacte. On négligea d'examiner les ganglions et les racines postérieures. Celui d'Esmarch avait été pris à la suite d'une ponction d'hydrocèle, de douleurs violentes dans la partie postérieure de la cuisse, depuis la fesse jusqu'à la plante des pieds. Des groupes de vésicules herpétiques ne tardèrent pas à se former le long de ces parties. Le malade succomba à différents accidents, et, à l'autopsie, on constata une infiltration œdémateuse et une hypérémie du sciatique à sa sortie du bassin.

A la fin de ce travail, Bærensprung, subissant l'influence des idées de Samuel, qui, l'année précédente, avait publié son livre remarquable (3), établit nettement sa théorie du zona (4). « Le zona résulte, pour lui, spécialement de l'irritation des ganglions spinaux ou du ganglion de Gasser ; mais l'irritation d'un nerf périphérique, sur un point quel-

____

(1) Charcot, *loco citato*, p. 27. — Comparez Brown-Sequard, Quarterly Journal of medicine, may 1865.

(2) *Loco citato.*

(3) Die Trophischen nerven. Leipzig, 1860.

(4) Bærensprung, *loco citato:*

conque de son trajet, peut être aussi suivi de l'éruption vésiculeuse. »

Deux ans plus tard, Bærensprung (1) rend compte, dans
les mêmes annales, d'un fait remarquable et des résultats
de l'autopsie, autopsie restée célèbre. Je rappelle le fait en
quelques mots. Un enfant d'un an, atteint de tuberculisation
pulmonaire, eut, sans cause connue, 40 jours avant sa
mort, un zona des 6e, 7e, 8e espaces intercostaux gauches.
L'autopsie, faite par le docteur Recklinghausen, donna les
résultats suivants : la moelle spinale est normale ; les nerfs
intercostaux sont sains jusqu'aux trous de conjugaison,
mais à ce niveau, le 6e, le 8e et surtout le 7e nerfs sont épaissis,
injectés ; les ganglions spinaux correspondant à ces trois
nerfs sont augmentés de volume, le tissu cellulaire qui les
entoure présente cette même rougeur inflammatoire. Le
microscope démontra, dans le névrilème, des traces non
douteuses de l'inflammation dont il avait été atteint ; dans
l'enveloppe immédiate des ganglions, entre les lobules de
cellules unipolaires qui le composent, une multiplication des
noyaux embryoplastiques et une infiltration de granulations
pigmentaires. Les altérations s'étendaient au delà du ganglion, jusqu'à la réunion des 2 racines et aux deux branches des nerfs dorsaux. Les éléments nerveux du ganglion et les fibres nerveuses des nerfs ne sont, à propre-
ment parler, pas altérés. Dans quelques points où la prolifération conjonctive avait été plus abondante, les tubes
nerveux étaient un peu modifiés dans leur forme, un peu
granuleux, variqueux, et même interrompus dans leur continuité.

(1) Annalen des Charité-Krankenhauses zu Berlin, Bd. XI, 2 Heft,
p. 96.

En 1866, MM. Charcot et Cotard (1) présentèrent à la Société de Biologie, une très-belle Observation sous le titre : *Altération* (névrite) du plexus cervical et des ganglions correspondants des racines spinales postérieures : zona du cou. L'examen microscopique des ganglions et des troncs nerveux, rouges et tuméfiés, a démontré une injection du réseau vasculaire des ganglions spinaux et des capillaires du névrilème, ainsi qu'une prolifération conjonctive de la trame lamineuse des ganglions et du névrilème. La malade mourut 10 jours après le début du zona.

Dans un cas de zona, le docteur Haight (2) trouva les fibres nerveuses légèrement gonflées, la substance médullaire ramollie, le cylindre-axe placé excentriquement ; autour et dans le névrilème de la branche nerveuse, dans le territoire de laquelle s'était développé l'herpès zoster, des proliférations cellulaires, semblables à celles que l'on rencontre dans le névrôme et le carcinôme qui se développe autour des branches nerveuses. Son examen ne porta que sur les branches périphériques.

Nous devons au docteur Weidner (3) deux autopsies de zona. Une femme de 69 ans eut, le 6 avril, un zona de l'épaule gauche et du bras. Elle mourut le 4 mai, d'une pneumonie. La racine sensible du premier nerf thoracique, sur une coupe transversale de la dure-mère, un petit dépôt de forme ellipsoïde se substituant au névrilème et s'étendant dans l'intérieur des faisceaux nerveux qu'il séparait les uns des autres. Ce dépôt était formé de cellules fusi-

(1) Mémoires de la Société de biologie, 1866, p. 41.
(2) Nerven veranderungen bei Herpes Zoster. In Is. Neumann's Lehburch, s. 132, und O. Wyss, s. 263.
(3) Falle von Zoster, von docteur Weidner. Berliner Klinische Wochenschrift. Jahrang 1870, n° 7.

formes, et pourvues de noyaux pressés les uns contre les autres, entre lesquelles gisaient de nombreux corpuscules imprégnés de phosphate et de carbonate de chaux. Le cylindre-axe des fibres nerveuses était sain. L'observation microscopique permit aussi de reconnaître sur la racine postérieure d'un des nerfs correspondant au zoster, des altérations analogues. La seconde autopsie nous intéresse particulièrement. Un ouvrier âgé, qui, 5 ans avant, avait été atteint d'un zona ophthalmique, mourut de pneumonie. A l'autopsie, on trouve un rétrécissement du trijumeau à sa sortie du pont de Varole, et une hypérémie de la pie-mère; un nouveau rétrécissement et de l'hypérémie à l'entrée du nerf, dans le ganglion de Gasser. Là, les éléments du nerf sont dissociés; entre les faisceaux isolés existe un liquide rougeâtre et un peu épais. Les cellules ganglionnaires, de grosseur inégale, contiennent un pigment très-abondant, brun jaunâtre; elles sont placées dans un tissu cellulaire renfermant beaucoup de noyaux.

Le fait de Wagner (1) est du plus haut intérêt; les ganglions spinaux étaient fortement altérés, mais la moelle, les racines spinales antérieures et postérieures des nerfs intercostaux étaient sains. Un individu de 23 ans, phthisique, eut dans les derniers temps de sa vie, une éruption de zona dans les 9e et 10e espaces intercostaux gauches. A l'autopsie, indépendamment d'autres lésions, on trouva les 9e, 10e et 11e ganglions dorsaux du côté correspondant, tuméfiés et augmentés de volume. Les cellules nerveuses avaient disparu, et au voisinage immédiat des alvéoles où elles se logent, on reconnaissait tous les caractères de la prolifération conjonctive anormale poussée à un haut degré.

(1) Patholog. anatomische und klinische Beitraege zur Kenntniss der Gefaesnerven. In Archiv. der Heilkunde. Bd. II, 4e Heft, 1870, p. 321.

Mais l'Observation la plus importante, par la minutie de l'examen histologique des pièces, le luxe des détails, et parce qu'il s'agit ici d'un zona ophthalmique, est celle d'Oscar Wyss (1). Le malade, âgé de 68 ans, mourut 10 jours après le début du zona. La mort résulterait, pour l'auteur, d'un œdème pulmonaire, qu'il attribue à un caillot embolique parti de la veine ophthalmique. Voici les détails principaux de la description d'O Wyss, qui ne tient pas moins de 15 pages.

Examen à l'œil nu. — A l'ouverture du crâne, la cavité orbitaire semble être plus remplie à droite qu'à gauche. Dans le muscle abducteur, abcès de la grosseur d'un noyau de cerise, à sa partie moyenne et près de sa face interne. Petits abcès dans le tissu cellulaire voisin. Trois petits abcès dans le droit externe. — Phlébite de la veine ophthalmique, au point où elle est contiguë à l'abcès du voisinage du muscle droit externe. — Le tissu conjonctif sous-cutané de la paupière supérieure et de l'arcade sourcilière, le muscle orbiculaire sont parsemés d'abcès.

Le trijumeau est sain en arrière du ganglion, sauf au point où il entre dans le ganglion de Gasser; à ce niveau il offre une suffusion sanguine.

Le ganglion de Gasser est plus gros que celui du côté opposé, plus mou, plus injecté. Sur sa partie interne existe une tache rougeâtre de 1 millim. de large, semblant dépendre d'un extravasat sanguin. La substance du ganglion est d'un rouge clair, comme celle du rameau ophthalmique.

Le rameau ophthalmique est, depuis son point de départ du ganglion, jusqu'à son entrée dans l'orbite, entouré d'un extravasat sanguin (?). Il paraît plus large, plus épais que celui du

(1) O. Wyss, Beitrag zur Kenntniss des Herpes Zoster von O. Wyss professor in Zurich. Archiv. der Heilkunde, XII, p. 262 à 292.

côté opposé, gris rougeâtre, plus mou, d'une consistance presque gélatineuse. A la coupe, on voit beaucoup de lignes fines et blanches séparées par un tissu mou gris rougeâtre, contenant un grand nombre de petits vaisseaux remplis de sang. Cette altération s'étend depuis l'entrée du rameau dans l'orbite jusqu'au plus fines ramifications.

Les autres nerfs de l'orbite sont sains.

La deuxième et troisième branche du trijumeau sont normales.

OEdème pulmonaire. Petites ulcérations du colon, du transverse et du rectum.

Examen microscopique. — Toutes les coupes faites sur les parties malades furent comparées à des coupes identiques faites du côté sain, et à d'autres coupes analogues.

Ganglion de Gasser. — Il ne fut pas possible de faire une coupe s'étendant à toute la largeur du ganglion ; les coupes se brisaient, les éléments se dissociaient avec la plus grande facilité.

Entre les faisceaux nerveux, à leur entrée dans le ganglion, existent de riches extravasats sanguins. Les capillaires et les petites branches vasculaires qui les entourent sont fortement injectés ; à l'intérieur des faisceaux on trouve des vaisseaux injectés et des extravasats.

La substance du ganglion est fort peu changée au point d'où émanent les deuxième et troisième rameaux du trijumeau, tandis que la portion d'où sort le premier rameau est altérée au plus haut degré.

Dans la partie la plus interne du ganglion de Gasser extravasat sanguin, réplétion considérable et dilatation des vaisseaux. En beaucoup de points, les cellules ganglionnaires sont en régression ; la substance du ganglion est là fortement infiltrée de cellules de pus, éloignant les unes des autres les cellules ganglionnaires en partie détruites. Quelques-unes semblent avoir été complétement détruites, et avoir abandonné leur pigment, d'autres sont déformées par les cellules de pus, d'autres enfin semblent comme rongées et détruites.

Les faisceaux nerveux du premier rameau qui sortent du ganglion, sont entourés d'extravasats sanguins assez volumineux ; ceux du deuxième rameau ne sont entourés que de quelques petits extravasats, et ceux du troisième sont complétement normaux. La gaîne de la branche ophthalmique est infiltrée de cellules de pus, non-seulement à la surface, mais dans l'intérieur des faisceaux.

A l'examen des fibres fraîches du premier rameau, 5 millim. après sa sortie du ganglion, les faisceaux se laissent très-facilement dissocier. Le cylindre-axe de la plupart des fibres nerveuses est normal, mais la myéline est fortement coagulée, et dans leur intérieur se trouve une grande quantité de granulations et gouttelettes graisseuses. Les gaines sont infiltrées, jusque dans l'orbite, et au dehors de l'orbite, aussi loin qu'on peut suivre les rameaux nerveux ; les vaisseaux sont fortement injectés, des extravasats sanguins existent à l'intérieur des faisceaux ; mais le nombre des fibres malades et l'intensité des altérations diminuent vers la périphérie.

Les autres nerfs de l'orbite sont sains ; leur périnèvre est fort peu infiltré.

Glande lacrymale. — Injection des vaisseaux. Infiltration cellulaire dans plusieurs points. Abcès dans la substance glandulaire.

Peau. — Çà et là infiltration cellulaire. Dans le tissu sous-cutané, infiltration de cellules et de lymphe plastique. Les papilles et la portion contiguë du derme sont détruites au niveau des vésicules.

Paupière supérieure. — La conjonctive palpébrale est fortement infiltrée de cellules incolores ; petits abcès dans le tissu sous-conjonctival.

Examen de l'œil (fait par le prof. Horner). *Cornée.* — Trouble épais. Pertes de substance irrégulières, taillées à pic. Les couches de la cornée, principalement les couches superficielles, sont très-richement infiltrées de cellules de pus.

Iris épaissi ; riche rassemblement de cellules lymphatiques.

Les altérations de la rétine, de la choroïde (extravasats san-

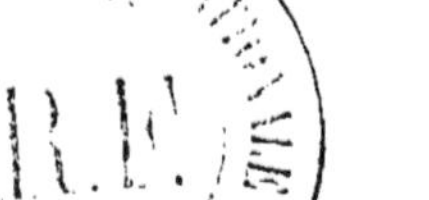

guins) sont attribuées par Horner à la phlébite de la veine ophthalmique.

Nerf ciliaires. — Ils sont très-richement entourés de cellules lymphoïdes. Autour d'eux existent également des extravasats sanguins. Les cellules ganglionnaires isolées semblaient normales. Dans la cornée, ils ne sont pas spécialement entourés d'amas cellulaires.

En définitive, dit O. Wyss, les altérations du tiers interne du ganglion de Gasser, d'où émane le rameau ophthalmique, présentent le caractère d'une inflammation aiguë, d'une véritable névrite (hypérémie considérable, forte infiltration cellulaire du tissu conjonctif, destruction des travées conjonctives, altérations des cellules ganglionnaires). De même, pour la première branche, il s'agit aussi d'une névrite.

C'est une névrite propre et primitive, qui a son maximum d'intensité au niveau du ganglion de Gasser.

M. Charcot (1) a récemment observé, à la Salpêtrière, un cas dans lequel le zona reconnaissait très-vraisemblablement pour cause l'irritation d'un nerf périphérique. L'éruption vésiculeuse occupait le membre inférieur, et suivait la distribution des rameaux superficiels de la branche cutanée péronière. Elle s'était déclarée un peu avant une hémiplégie qui se rattachait à la formation, dans l'un des hémisphères cérébraux, d'un foyer de ramollissement, déterminé lui-même par l'oblitération embolique d'une artère cérébrale postérieure. A l'autopsie, à la queue de cheval, du même côté que le zona, on trouva accolée à l'une des racines spinales postérieures qui donnent origine au plexus sacré, une artériole (rameau spinal, branche de

____

(1) Charcot, *loco citato*, p. 72-73.

l'artère sacrée latérale), distendue par un caillot sanguin. Le volume de l'artère. oblitérée égale celui d'une plume de corbeau ; elle peut être suivie depuis le point où la racine a été coupée, non loin du trou sacré correspondant, jusqu'à la moelle. « Il est probable, dit M. Charcot, qu'à son passage à travers le trou sacré, cette artériole, distendue à l'excès, avait comprimé soit le ganglion spinal, soit une branche d'origine du nerf sciatique, de manière à en déterminer l'irritation. » Je ne sais si l'examen histologique de cette racine a été fait, l'observation ne donne, à ce sujet, aucune indication.

En résumé, l'anatomie pathologique nous a démontré, dans le zona que l'on peut appeler zona spontané, en tant qu'il n'apparaît pas dans le cours d'une affection antérieure déterminée du système nerveux, l'existence d'un processus irritatif, d'une inflammation, d'une véritable névrite du ganglion spinal ou du tronc nerveux dont le territoire cutané a été envahi par l'éruption. Elle est donc pleinement confirmative des faits cliniques, où nous avons vu le zona survenir à la suite de blessures de nerfs, *zonas traumatiques*, apparaître dans le cours de myélites chroniques, *zonas secondaires*, et où l'éruption se rattache à l'irritation et à l'inflammation de certaines régions du système nerveux. Or, le zona étant toujours identique à lui-même, ayant toujours le caractère fondamental d'être subordonné à la distribution du nerf sous-jacent, doit dériver d'un processus identique. Nous pouvons maintenant formuler cette conclusion : « Le zona spontané (comme le zona traumatique et le zona secondaire), est l'expression cutanée d'une névrite, ou d'une irritation causée par une hypérémie active, ayant pour siége soit le ganglion spinal, ou son analogue, le ganglion de Gasser (faits de Bærensprung, de Charcot et Cotard, de Weidner, d'O. Wyss, de Wagner), soit un point quelconque de la périphérie du nerf (faits de zonas traumatiques), soit la substance grise, les cornes postérieures de la moelle, ou les cordons postérieurs (fibres radiculaires internes; faits de zona chez les ataxiques).

Les conditions étiologiques du zona, et du zona ophthalmique en particulier, loin de combattre cette conclusion, l'appuient et la fortifient.

Le zona ophthalmique reconnaît souvent pour cause l'impression du froid. On connaît aujourd'hui l'influence du froid, on sait qu'il peut pénétrer profondément, atteindre directement le tronc nerveux (1), et produire la paralysie dite rhumatismale ou *a frigore*. « Je suis convaincu, dit le docteur Jaccoud (2), que bon nombre de paralysies et de névralgies circonscrites, qui passent pour essentielles où rhumatismales, sont l'effet d'une inflammation dans les nerfs correspondants. » La paralysie *a frigore* du facial, en particulier, avec disparition rapide de la contractilité faradique, avec atrophie et dégénération rapide des muscles, dès les premières semaines, tend aujourd'hui à être rattachée à l'inflammation de gaîne conjonctive du tronc nerveux (3).

Parmi les symptômes du zona, les modifications de la sensibilité constituent, par leur fréquence et leurs caractères, le fait le plus remarquable et le plus propre à démontrer l'existence de la névrite. La douleur, par sa violence, sa continuité surtout, qui la différencie des douleurs névralgiques simples, est souvent analogue aux douleurs des névrites types les plus franches. Précédant l'éruption de un à plu-

(1) Potain, Leçon clinique faite à l'hôpital Necker, janvier 1872.
(2) Jaccoud, Traité de pathologie interne, t. 1, p. 370.
(3) Niemeyer, Lehrbuch der spec. Pathologie und therapie, 7ᵉ aufl, 2 Bd, p. 366. — Charcot, *loco citato*, 2ᵉ Leçon.

sieurs jours, elle est la première manifestation de l'état d'irritation du nerf ; l'éruption en est la seconde. Lorsque le zona apparaît dans le cours d'une névralgie faciale, remontant à quelques semaines, 1 mois, ou plus [faits de M. Charcot (1)], la douleur prend, quelquefois, quelques jours avant le début de l'éruption, un caractère franchement névralgique, elle augmente d'intensité, et ce redoublement des phénomènes douloureux traduit évidemment la modification nouvelle du nerf. Ce caractère est très-frappant dans les deux observations de M. Charcot.

A ces douleurs succède, et quelquefois très-rapidement, l'anesthésie cutanée. Tantôt l'anesthésie cutanée existe seule, tantôt et le plus souvent, avec les douleurs spontanées, et elle revêt alors la forme de l'anesthésie douloureuse. Ces deux formes ne reconnaissent-elles pas pour cause l'interruption de la conductibilité des fibres nerveuses dans un point quelconque de leur trajet (2)? et l'anesthésie douloureuse ne traduit-elle pas en même temps la persistance de la phase irritative du processus? La durée souvent si longue des douleurs, chez les gens âgés, s'explique aussi par la résorption plus lente des produits inflammatoires; par le retour plus lent du nerf à l'état normal.

On peut objecter, il est vrai, à cette manière de voir, que toute névrite n'entraîne pas de troubles trophiques ; oui, sans doute ; mais ceci ne prouve qu'une chose : c'est que toute névrite n'entraîne pas fatalement des troubles trophiques cutanés, mais ne saurait en rien détruire les faits si concluants qui démontrent la dépendance du zona et de la né-

(1) Voyez Mougeot, p. 114 et 115.
(2) Voir Niemeyer, article Névrite, traduction française, 1866, t. 2, p. 298-99-300.

vrite. « Il faut, dit M. Charcot (1), pour que les troubles trophiques se produisent, l'intervention de circonstances que l'analyse n'a pas permis de dégager, » et qui le seront peut-être un jour. Le siége de l'irritation ou de l'inflamma-tion a peut-être une certaine influence (2).

Une seconde objection se présente. Il est des zonas qui effectuent leur évolution complète sans être précédés ni accompagnés d'aucun phénomène douloureux. Quelle est la fréquence de ces faits? je ne saurais le dire; mais MM. Hardy (3), Bœrensprung (4), Oppolzer, L. Thomas en ont cité des exemples. Comment comprendre alors que le zona soit l'expression d'une névrite, d'une irritation d'un tronc nerveux sensible, sans douleur? Qu'il n'y ait pas eu dans ces cas de douleurs spontanées, l'assertion des auteurs le prouve; mais a-t-on recherché si la pression du nerf n'é-tait pas douloureuse, s'il n'y avait pas de foyers, de points douloureux? N'y avait-il aucun trouble de la sensibilité cu-tanée? Les douleurs n'avaient-elles pas été passagères? Ad-mettons cependant que ces explorations aient donné des ré-sultats négatifs. Ces faits ne prouveraient-ils pas que zona et névralgie ne sont pas solidaires, et, comme le dit Samuel (5) : « que zona et névralgie ne sont pas du tout deux phéno-mènes différents d'une impression morbide unique ayant porté sur une même fibre nerveuse primitive, mais deux manifestations simultanées de l'affection d'un faisceau ner-veux comprenant des élémens sensitifs, » et des élémens que

(1) Charcot, p. 24.
(2) Voir Bœrensprung, 2e Mémoire, 1863.
(3) Hardy, Leçons cliniques sur les maladies de la peau, 1859. Du zona.
(4) *loco citato.*
(5) Samuel, Die trophischen nerven.

j'appellerai, pour ne préjuger en rien leurs fonctions, sympathiques. Ces deux genres d'éléments se séparent durant une partie de leur trajet ; ils ont des origines différentes ; leurs centres peuvent être isolément atteints. Ne pourrait-on pas supposer aussi que l'irritation ou l'inflammation portant sur le ganglion spinal ou de Gasser, sur le tronc nerveux à sa sortie du ganglion, puisse atteindre isolément les filets sympathiques? La pathologie nous fournit, en effet, des exemples nombreux de ces irritations inflammatoires, circonscrites et limitées à un point du système nerveux. La myélite aiguë ne peut-elle être bornée à la seule substance grise, myélite centrale? N'en est-il pas ainsi dans la paralysie spinale infantile (1), où l'irritation n'envahit, du moins au début, qu'un groupe des cellules motrices des cornes antérieures et respecte les cellules voisines. L'inflammation la plus franche peut bien, comme le prouve le fait d'O. Wyss, se limiter à un point relativement restreint du ganglion de Gasser.

Les faits cliniques nous montrent, d'ailleurs, qu'il n'y a aucun rapport entre l'apparition, l'intensité des douleurs, et l'éruption ; que la douleur peut n'apparaître qu'après l'éruption, ce qui témoignerait que les fibres sensitives ne sont atteintes que secondairement, soit que ces douleurs résultent de l'extension de l'irritation ou de l'inflammation aux filets sensitifs, soit qu'elles soient engendrées par la compression exercée par le gonflement des fibres sympathiques. Et puis, en outre, toute névrite d'un nerf mixte ou sensitif, s'accompagne-t-elle fatalement de douleurs? il n'en est pas question dans l'observation de Bærensprung (le petit

(1) Charcot, 3ᵉ Leçon. — Roger et Damaschino, Gaz. médic., 1871, nᵒˢ 41, 43 et suivants.

malade était, à la vérité, âgé d'un an), et cependant l'autopsie démontre une inflammation bien nette du ganglion spinal. L'observation déjà citée de Rouget (1) démontre aussi qu'un zona traumatique peut exister sans névralgie, avec anesthésie de la peau correspondante, alors que l'éruption se rattache à l'irritation du tronc nerveux.

Avec ces données, on pourrait comprendre maintenant pourquoi des névralgies violentes, résistant à tout traitement pendant des années, ne provoquent pas le zona, et pourquoi il apparaît au début ou dans le cours de certaines autres formes de névralgie. Une névralgie ancienne s'accompagne presque toujours d'altérations nutritives de la peau et quelquefois des parties profondes, altérations rapportées par Snellen (2) aux modifications de calibre des petits vaisseaux déterminées par voie réflexe, par l'excitation des fibres sensitives. Mais, qu'on y prenne garde, les altérations de nutrition, dans ces cas, se font lentement, sourdement, à la longue, et n'ont ni l'acuité ni la rapidité qui appartiennent au zona.

Le zona reste donc, pour nous, l'expression cutanée de l'irritation ou de l'inflammation (3) de points déterminés du système nerveux. Mais par quelle voie, par quel mécanisme cette irritation du système nerveux retentit-elle sur les parties périphériques, et y détermine-t-elle ces lésions trophiques? Est-ce d'une manière indirecte et ces troubles trophiques sont-ils dus à l'irritation ou à la paralysie des vaso-

(1) Journal de physiologie, 1859.
(2) *Loco citato.*
(3) Voir à ce sujet un article du docteur Thomas Bryant. Herpes zoster affecting both sides of the Body. Medical Times, 1865, t. 1, p. 335. Si l'herpès zoster est une névrose, pourquoi n'affecte-t-il qu'une seule fois le même individu? dit-il.

moteurs? On a beaucoup abusé des vaso-moteurs dans ces dernières années. On a cru qu'il était possible de tout expliquer à l'aide seulement des variations de calibre des petits vaisseaux et de leur dilatatation neuro-paralytique. Et cependant les lésions de nutrition, produites dans la sphère des nerfs irrités, ne peuvent être confondues avec les simples modifications vasculaires résultant de l'action des vaso-moteurs; elles manquent complétement dans l'expérience fondamentale de la section du sympathique, alors même que l'état fluxionnaire artificiel est maintenu pendant longtemps. La paralysie des vaso-moteurs de la face, dit M. Perroud (1), peut durer des années sans que la nutrition soit altérée. Écoutons, à ce sujet, M. Charcot (2) : « Il est aujourd'hui démontré que l'hypérémie neuro-paralytique, quelque loin qu'elle soit poussée, n'est jamais suffisante pour occasionner à elle seule une altération dans la nutrition des tissus. Sans doute cette hypérémie, comme l'a fait remarquer M. Schiff, crée une certaine prédisposition aux inflammations, lesquelles peuvent éclater, soit spontanément, du moins en apparence, chez l'animal malade, soit à la suite des causes d'excitation relativement légères chez l'animal sain. Mais ces lésions du nutrition, d'origine neuro-paralytique, ne sont nullement comparables aux troubles trophiques que nous étudions. Ces derniers se développent habituellement, et accomplissent leur évolution, sans être précédés ou accompagnés par aucun des phénomènes qui révèlent objectivement l'état paralytique ou l'état inverse des nerfs vaso-moteurs. » S'adressera-t-on, pour expliquer ces troubles.

(1) Mémoire de la Société des sciences médicales de Lyon, 1864, analysé dans les archives, 1865.
(2) *Loco citato*, p. 11. — Voyez un article de The Lancet, 27 février 1869.

trophiques, à la dilation active des vaisseaux? Mais la dilatation active, telle que l'entend Schiff, est impossible à concevoir; l'hypothèse de Cl. Bernard n'est guère plus vraisemblable; et, d'ailleurs, je ne vois pas trop comment cette
dilatation active, fût-elle même un peu plus intense que la
dilatation passive (?), produirait des résultats si différents
de ceux de la dilatation neuro-paralytique. Les remarques
précédentes de M. Charcot conserveraient encore ici la même
valeur.

Les simples modifications vasculaires ne pouvant rendre
compte des troubles trophiques consécutifs à l'irritation du
système nerveux, on tend généralement, aujourd'hui, à admettre que le système nerveux a une influence directe sur
la nutrition des tissus, et du tissu cutané en particulier.
Dans une leçon publiée dans le *Medical Times* (1), Cl. Bernard paraît accepter, sinon comme absolument démontrée,
au moins comme nécessaire à l'interprétation des faits,
l'existence de nerfs ayants une action spéciale sur la nutrition; il se demande seulement s'il sont identiques avec les
dilatateurs actifs des vaisseaux (2). Brown-Sequard (3) suppose que le système nerveux influence directement le pa-
renchyme des tissus; il admet l'action directe des nerfs sur
les tissus, action qui devient une cause indirecte de la dilatation des capillaires, et, d'après les recherches de Ludwig
et de ses élèves, il regarde comme établi que le système nerveux a un mode d'influence qui ressemble à celui de l'elec-

(1) Medical Times, juin 1865, t. 1, p. 645.
(2) Voir Archives de médecine, 1869, 13° vol., 6° série. Des troubles de nutrition consécutifs aux affections des nerfs. Revue critique
par le docteur Proust.
(3) Brown-Sequard, Système nerveux central, Philadelphie, 1866,
p. 172.

tricité. Mais par quelle voie s'exerce cette action du système nerveux dans les cas pathologiques dont nous parlons? C'est là le point épineux et encore controversé de la question.

Suivant un élève distingué du professeur Robin, le docteur Onimus (1), qui avait d'ailleurs été précédé dans cette voie par le docteur Mayet (2), de Lyon, « tout nerf peut être trophique, car son excitation entraîne le fonctionnement, et, par suite, l'augmentation de nutrition dans les éléments auxquels il se rend; dans les cas pathologiques où les troubles spéciaux s'observent, il existe presque toujours sur le trajet des nerfs une cause d'irritation continue, qui entretient le nerf dans un état permanent d'excitation et maintient les éléments, dans lesquels il se rend dans un état permanent de fonctionnement, c'est-à-dire d'oxydation exagérée. » Il est à regretter que M. Onimus ne nous dise pas comment l'excitation permanente des filets sensitifs peut entretenir les tissus périphériques qui environnent les papilles dans un état de fonctionnement perpétuel; car la sensibilité n'est pas le fonction des tissus périphériques : la sensibilité est une fonction dévolue aux centres nerveux, et les éléments circum-papillaires n'ont pas à entrer en activité quand elle s'exerce. Je sais bien que le professeur Vulpian (3) a démontré que toute excitation portée sur un point quelconque de la longueur d'une fibre nerveuse, se transmet immédiatement et simultanément dans les deux sens, centrifuge et centripète. On pourrait donc

(1) Annotations à la traduction française de la Physiologie du docteur Herman de Zurich, p. 329. Revue des cours scientifiques, 1871.

(2) Troubles de nutrition de la peau et du tissu conjonctif, liés aux lésious du système nerveux. Gazette médicale de Lyon, 1868. Docteur Mayet.

(3) Vulpian, Leçous sur la physiologie générale et comparée du système nerveux. Paris, 1866.

supposer que l'irritation permanente d'un tronc sensitif, dans le zona, entraîne une excitation qui se transmet à la périphérie et produit, autour des extrémités papillaires des nerfs, une irritation se traduisant par certains troubles trophiques. Cette interprétation soulèverait, à vrai dire, de nombreuses objections ; j'avoue qu'il me serait impossible de comprendre qu'un filet sensitif pût transmettre à la périphérie une excitation pathologique, sans déterminer en même temps une excitation parallèle douloureuse sur les centres percepteurs ; par suite, comment expliquer alors les cas de zona dans lesquels les phénomènes douloureux font complétement défaut ?

La théorie des centres et des nerfs trophiques, brillamment édifiée par Samuel (1), vivement attaquée par les uns, acceptée avec enthousiasme par les autres, a pour elle le mérite de la simplicité et de la netteté. Née des besoins mêmes de la pathologie, et non de l'expérimentation, elle explique facilement un grand nombre de phénomènes morbides que l'on ne peut interpréter par d'autres données pathologiques. « Les nerfs trophiques, dit Samuel, se caractérisent par une excitation très difficile et par une irritation très-durable. La disparition de leur influence trophique n'arrête pas la nutrition et les phénomènes qui reposent sur elle, mais l'affaiblit, l'amoindrit beaucoup. L'irritation aiguë de ces nerfs accélère au plus haut degré les processus nutritifs. » Il ne manque à la théorie de Samuel qu'une consécration anatomique ; et cependant, si j'avais à choisir, c'est encore à cette théorie que je m'arrêterais de préférence. Le zona serait ainsi l'expression cutanée de l'irritation des autres trophiques ou des expansions périphériques de ces nerfs qui ac-

____

(1) Samuel, Die Trophischen nerven. Leipzig, 1860.

compagnent les troncs sensitifs ; mais contrairement à l'opinion de Samuel et de Bærensprung, les faits pathologiques démontreraient que les nerfs trophiques ont leur origine, non-seulement dans les ganglions spinaux, mais aussi dans la substance grise des cornes postérieures de la moelle.

C'est là, d'ailleurs, la théorie de Bærensprung (1), sur le zona ; c'est celle que Niemeyer (2), qu'O. Wyss admettent aujourd'hui. Dans ses leçons de 1869, M. Charcot rapportait à l'irritation des nerfs trophiques, les troubles trophiques consécutifs à l'irritation, à l'inflammation du système nerveux ; il accepte encore aujourd'hui la même interprétation (3).

Les conditions pathogéniques du zona étant données, il est clair qu'elles ne se réalisent pas, et, par suite, que le zona n'apparaît pas indistinctement chez tel ou tel sujet. Cette réalisation est favorisée par des circonstances propres, spéciales, inhérentes à la constitution de l'individu, et ce sont ces circonstances qu'en étiologie nous appelons causes prédisposantes ; mais que le sujet soit rhumatisant, goutteux ou herpétique, le processus pathogénique est le même dans tous les cas.

PHYSIOLOGIE PATHOLOGIQUE DES LÉSIONS OCULAIRES

DANS LE ZONA OPHTHALMIQUE.

L'inflammation ou l'irritation qui aboutit au zona ophthalmique, peut occuper le ganglion de Gasser, ainsi que le démontrent les autopsies d'O. Wyss et de Weidner ; dans ces

(1) *Loco citato.*
(2) Édition française de 1869, article Herpès.
(3) *Loco citato,* p. 71. — Voyez Leçons du docteur Laycocq, Medical Times, 1870 et 1871.

deux cas, le zona s'étendit à tous les rameaux de la branche ophthalmique ; il est probable que, toutes les fois que l'éruption recouvre tout le territoire ou la plus grande partie du territoire cutané de l'ophthalmique, le ganglion de Gasser est le siége de l'altération. Lorsque l'éruption se limite à quelques branches, aux frontales, par exemple, on peut supposer avec Hutchinson (1), Bowman, Steffan, « que l'irritation, quelle qu'elle soit, porte sur les troncs nerveux après leur subdivision, » ou bien encore, suivant la remarque même d'Hutchinson, qu'elle occupe un point limité du ganglion de Gasser, et se borne à quelques rameaux, à l'exclusion des autres. Steffan (2) admet enfin qu'une lésion du trijumeau entre le ganglion et la protubérance, qu'une lésion de la protubérance peut donner naissance au zona ophthalmique. Cette hypothèse n'a rien d'invraisemblable ; mais il me paraît difficile de l'appliquer au zona spontané, dans le sens que nous avons attaché plus haut à cette dénomination.

Je ne reviendrai pas sur les altérations de la sensibilité dans le zona ophthalmique. Horner (3), comme nous l'avons dit, a constaté chez deux malades, après un zona, un abaissement de la température locale, en même temps qu'une diminution de la sensibilité. Je rapproche ce fait des Observations anologues de Cl. Bernard (4), chez les animaux auxquels il a sectionné le trijumeau, et de celles de MM. Laborde et Leven, après la section du sciatique (5).

(1) *Loco citato*.
(2) Steffan, *loco citato*, p. 43.
(3) Horner, cité par O. Wyss, p. 266.
(4) Cl. Bernard, Leçons sur la physiologie et la pathologie du système nerveux. Paris, 1858.
(5) Société de biologie, 1869.

Je passe rapidement sur les altérations de *la conjonctive*, hypérémie ou inflammation, si fréquentes dans le zona ophthalmique. Tantôt ce sont des hypérémies purement réflexes, tantôt elles ont pour origine l'irritation directe des filets frontaux, lacrymaux et nasaux, qui se distribuent à la conjonctive, irritation pouvant se traduire par des vésicules analogues aux vésicules de la peau. L'augmentation de la *sécrétion lacrymale* est le plus souvent un acte réflexe ; mais lorsque le territoire du nerf lacrymal est envahi par l'éruption, elle résulte de l'excitation des nerfs sécréteurs (1) admis par le professeur Vulpian.

Lésions de la cornée et de l'iris.

Les troubles vaso-moteurs (hypérémie neuro-paralytique, hypérémie par dilatation active), n'ont pu nous donner la raison des troubles trophiques cutanés qui caractérisent le zona ; ils sont également impuissants à engendrer les altérations de la cornée et de l'iris dans le zona ophthalmique. Celles-ci manquent, en effet, dans l'expérience fondamentale de la section du sympathique cervical ; la section du sympathique cervical, la section ou l'arrachement du ganglion cervical supérieur, produisent bien la congestion de la conjonctive et des membranes oculaires, mais n'amènent aucun trouble de la cornée et de l'iris (2). Bien plus, Cl. Bernard a signalé que l'ablation du ganglion cervical supérieur retardait, en activant les phénomènes circulatoires, les désordres oculaires qui suivent habituellement la section du trijumeau. L'expérience a de nouveau été faite en Allemagne (3), et

(1) Revue des cours scientifiques, 3ᵉ année, p. 743.
(2) Cl. Bernard, *loco citato.*
(3) Simtzin ; Centralblatt, 1871, nᵒ 11.

l'observateur affirme également « que les troubles oculaires consécutifs à la section du trijumeau dans le crâne ne surviennent pas quand on a préablement enlevé le ganglion cervical supérieur. » Schiff (1) attribue les altérations de l'œil, dans ces conditions, à la paralysie des nerfs vasculaires, qui, nés de la moelle allongée, arrivent à l'œil par la voie du trijumeau. De nouvelles recherches n'ont pu, dit Steffan (2), justifier ces prétentions de Schiff, et il est aujourd'hui démontré que les nerfs vaso-moteurs se rendent à l'œil par l'entremise du sympathique. Une preuve nouvelle que les altérations de l'iris et de la cornée ne relèvent pas de la dilatation des vaisseaux sanguins de la conjonctive et des membranes oculaires, nous est donnée par la pathologie et par la physiologie expérimentale. Dans le zona, il n'y a pas de relation entre les lésions de la cornée et de l'iris, et l'hypérémie conjonctivale ; celle-ci peut même manquer, être à peine sensible, alors même que la cornée et l'iris sont atteints. A la suite d'une section du trijumeau, chez un lapin, Meissner (3) voit apparaître des troubles trophiques très-prononcés de l'œil, correspondant, et il note expressément que ces lésions se sont produites, sans qu'aucun signe d'hypérémie neuro-paralytique les eût précédées.

L'hypérémie neuro-paralytique ne peut donc, à elle seule, engendrer les altérations oculaires qui se rencontrent dans le zona ophthalmique ; il faut donc ici faire intervenir l'in-

(1) Untersuchungen zur physiologie der nervensystems, etc. Francfort-am-Mein, 1861. — Journal de physiologie de Robin, 1858, t. I, p. 209.

(2) Steffan, *loco citato*. — Wegner, Experim. Beiträge zur lehre vom Glaucom. Archiv. für Ophthalmol., 1866.

(3) Ueber die nach der Durschneidung der Trigeminus am Auge, etc. — Zeitschrift für ration. medic. 3 reihe, 29 Bd, p. 96 et 101.

fluence propre et directe du système nerveux sur la nutrition oculaire. Les expériences de Büttnner (1), celles de Meissner (2) et de Schiff (3), démontrent, et c'est, du reste, l'opinion de Meissner, que les fibres nerveuses qui ont de l'influence sur la nutrition de l'œil, sont situées à la partie la plus interne du ganglion de Gasser et du trijumeau. Ce sont celles qui, dans l'autopsie d'O. Wyss, étaient le plus atteintes. Nous allons chercher à démontrer maintenant que, dans le zona ophthalmique, les lésions de la cornée et de l'iris sont en rapport avec l'irritation ou l'inflammation de ce faisceau interne, et que, par suite, elles doivent être assimilées et mises sur la même ligne que l'éruption cutanée.

Deux ordres de faits démontrent que les lésions du trijumeau entraînent des troubles trophiques de l'œil ; en premier lieu, des faits expérimentaux ; en deuxième, des faits pathologiques observés chez l'homme.

Les premières expériences positives faites à ce sujet sur le trijumeau, remontent à Magendie, en 1824. Ce célèbre physiologiste, inspiré par une observation remarquable que Mac Michael avait communiquée à Herbert-Mayo (4) (il s'agissait d'une lésion du trijumeau chez l'homme, avec inflammation de l'œil et ulcération de la cornée), pratiqua chez des lapins la section intra-crânienne du trijumeau (5). L'exemple de

(1) Ueber die nach der Durschneidund die Trigeminus auftretenden Ernæhrungssterungen am Auge und andern Organen. Zeitschrift fur rationelle medicin. 3 reihe, 15 Bd, p. 254 und ff.

(2) *Loco citato.*

(3) Ueber die nach der Durschneidung, etc. 3 reihe, 29 Bd, p. 217.

(4) Anatom. and physiol. commentaries, n° 1, London, 1822. (Extrait dans le Journal de physiologie expérim., t. 3; p. 346 et suivantes, 1823.

(5) Journal de physiol. expérim., t. 4, p. 176.

— 114 —

Magendie fut suivi par Longet, Valentin, Budge, de Græfe, Schiff, Cl. Bernard, Büttnner, Meissner, Snellen, et d'autres encore. Quelques heures après l'opération, la conjonctive s'injecte, sécrète une matière puriforme ; la cornée s'opacifie, s'ulcère, se perfore, quelquefois se nécrose et se détache de la sclérotique par sa circonférence ; l'iris s'enflamme, des fausses membranes se forment à sa surface, mais cette altération de l'iris semble être consécutive à celle de la cornée. Les différents observateurs ne sont pas tous d'accord sur l'état de la pupille après ces sections. Les lésions des milieux de l'œil ne sont que consécutives aux altérations des membranes superficielles.

Ces altérations surviennent, que la section porte sur la cinquième paire au niveau du ganglion de Gasser, ou entre le ganglion et la protubérance, mais, ainsi que Magendie l'avait déjà fait observer (1), elles sont, dans ce dernier cas, plus lentes à se produire, et se manifestent avec moins d'intensité ; Cl. Bernard (2) les aurait vues manquer quand on fait la section dans le cerveau. Schiff et Longet (3) ont reconnu la réalité des assertions de Magendie. Enfin, Cl. Bernard les a observées après l'ablation du ganglion ophthalmique et la section des nerfs ciliaires. La glande lacrymale sécrète moins après la section du trijumeau.

Les faits pathologiques d'altérations nutritives de l'œil causée, par une affection de la cinquième paire, sont assez nombreux. Je les divise en deux séries. Dans la première, se placent les observations suivies de l'examen nécroscopique ayant permis de connaître la nature et le siége de la lésion. Il s'agissait, dans ces cas, de dégénérescences diverses, de tu-

(1) *Ibid.*, 1824, p. 303.
(2) *Ibidem.*
(3) Traité de physiologie, 2ᵉ édit., t. 3, p. 490.

meurs variées siégeant, soit au niveau du ganglion et l'ayant
envahi en partie ou en totalité, soit entre le ganglion et le
pont de Varole. Tels sont les faits de Herbert-Mayo ; — de
Landman (1) (le ganglion et ses trois branches étaient entourés d'une matière cartilagineuse, résistante, pénétrant
jusque dans l'orbite); — de Serres (2) (glanglion de Gasser
droit, gris-jaunâtre, tuméfié, imbibé de sérosité ; la portion
du ganglion d'où naît la branche ophthalmique était rouge et
injectée ;— de Montault (3) (compression du trijumeau droit
et du ganglion de Gasser par une tumeur fongueuse); — de
Bell (4) (cinquième paire, troisième paire, renfermées dans
une tumeur ayant son origine dans l'os de la base du crâne);
— de Mohr, cité par Friedrich (5) (tumeurs sarcomateuses
à la surface du pédoncule cérébelleux moyen ; substance cérébrale voisine injectée, ramollie ; nerf trijumeau à sa sortie
de la base de l'encéphale, rouge, un peu ramolli et aplati par
la tumeur); — de Bock (6) (ganglion de Gasser droit, volumineux, dur, les trois branches du trijumeau jusqu'à la sortie de l'os, très-épaissies) ; — de Franz von Meyer (7) (à la
suite d'une blessure par arme à feu de la partie antérieure
du rocher, une partie de la portion moyenne du cerveau,
du tronc du trijumeau, le ganglion et le commencement des

(1) Commentatio anatomico-pathologica exhibens morbum cere-
bri oculique singularem. Leipzig, 1820.
(2) Journal de physiologie, t. 5, p. 233, 1825.
(3) Journal de phys. expér., t. 9, p. 113, 1829.
(4) Bell. Rechearches on the nervous system. 3ᵉ traduct. allem. de
Remberg, 1844, p. 217.
(5) Friedrich. Geschwülste der Schædelhœhle. Wurzburg, 1863,
p. 72.
(6) Ugeskrift for Lager, 1842, VII, p. 431.
(7) Dissertatio sistens paralyseos nervi trigemini casum. Franc-
fort, 1847.

trois branches étaient ramollis, jaunâtres) — de Dixon (1)
(tumeur occupant la fosse moyenne du crâne, dégénéres-
cence du ganglion de Gasser et du tronc du trijumeau) ;
— de Meissner (12) (ganglion et ses trois branches perdus
dans une tumeur de la fosse moyenne) ; — de Alison (2) ramollissement d'une étendue peu considérable du cerveau.
La cinquième paire était atrophiée à sa sortie) ; — de Stan-
ley (3) tumeur du pont de Varole comprimant les cinquième
et septième paires gauches); — de de Græfe (4) (paralysie
du facial, du trijumeau. Tubercule de la grosseur d'une
noix dans le pont de Varole);—de Burton (5) paralysie complète de la cinquième paire, noyau dur à sa sortie du pont
de Varole, gros comme un pois) ; — de Beveridge d'Aber-
deen (6) (tumeur du tronc de la cinquième paire, à sa sortie
du pont de Varole. Le ganglion de Gasser et ses trois branches, mais surtout l'ophthalmique, étaient englobés ; les
parties transparentes de l'œil devinrent graduellement opa-
ques, apparition finale d'un hypopion).

Dans la seconde série sont les cas d'anesthésie du trijumeau accompagnée d'altérations oculaires, qui n'ont pas
entraîné la mort, ou dans lesquels l'autopsie n'a pas été faite.
A cette série appartiennent les faits de Julius Althaus (7).
(Perte complète des fonctions de la cinquième paire, puis
amélioration. — A la suite du froid, d'abord signes d'inflammation, puis de compression et d'atrophie. Le malade fut ob-

(1) Medico-Chirurgical transactions, 1845, p. 389 et suiv.. p. 131.
(2) Abercrombie. mal. de l'encephale, traduct. de Gendrin, t. 2.
p. 617.
(3) Id., p. 616.
(4) Archiv. für ophthalm., Bd III, 2, p. 428.
(5) Medico-Chirurg. transactions, 1846, p. 135.
(6) Medical Times and Gazette, 1868, p. 199, t. 4.
(7) Ibid., 24 novembre 1868.

servé deux ans après le début ; il avait encore une grande photophobie), — de von Hippel (de Kœnigsberg) (1) ; — d'Andreas Simi de Pise (2), mort ; pas d'autopsie ; — de W. Square (3) (paralysie incomplète de la cinquième paire gauche. Sensibilité diminuée, mais non perdue. Conjonctive moins sensible. Kératite et leucôme deux mois avant son entrée, douleurs sur le trajet de la cinquième paire, surtout violentes dans l'œil, la nuit ; soupçons de syphilis).

Les lésions de l'œil, après la section du trijumeau, avaient été tout d'abord considérées comme dérivant de la suppression d'une influence tropique du trijumeau ; mais, après les expériences de Snellen et celles de Büttnner, elles ont été regardées, et c'est là aujourd'hui l'opinion de la plupart des physiologistes, comme des effets directs de la paralysie des fibres sensibles, l'anesthésie ne permettant plus au malade de protéger les parties contre les impressions extérieures. En protégeant l'œil du lapin, comme Snellen, avec le pavillon de l'oreille correspondante, ou au moyen d'une plaque de cuir, comme Büttnner, aucun trouble trophique ne se montre dans la cornée. M. Brown-Sequard avait fait antérieurement la même expérience. « J'ai fait voir, dit-il (4) à Magendie que, chez les grenouilles, après l'ablation de la moelle allongée et du ganglion de Gasser, les deux yeux restaient parfaitement normaux pendant dix mois entiers, tant que les animaux étaient tenus dans une athmosphère très-froide, très-humide, et dans l'obscurité. »

La génèse des altérations oculaires, dans le cas de section complète du trijumeau, me semble être plus complexe que

(1) Archiv. für Ophthalm. Bd XIII, abth. 1.
(2) Annales d'oculistique, 1868, p. 259.
(3) The Royal London Ophthalmic hospital Reports, vol. 5, p. 354.
(4) Journal de physiologie de Robin, 1858, t. 1, p. 208.

ne le pense Snellen. La pathologie et la physiologie expérimentale se donnent, sur ce point, un mutuel appui. La clinique nous montre, en effet, des anesthésies du trijumeau qui
ne se compliquent d'aucune altération oculaire (faits cités
par Samuel (1) et Anstie), et des lésions du trijumeau avec
conservation ou simple diminution de la sensibilité, qui s'accompagnent de troubles trophiques de l'œil. Tel est le fait
de Bock, dans lequel la sensibilité de la face était seulement
diminuée; celui plus probant de Mohr, cité par Friedrich :
dans ce cas, la sensibilité du côté correspondant au trijumeau altéré est restée normale jusqu'au moment de la mort.
L'observation célèbre de Serres est peut-être à rapprocher
de la précédente, car l'anesthésie ne fut constatée que quelques semaines après l'apparition de l'ophthalmie; il se pourrait cependant qu'on n'ait pas songé, dès le début, à explorer
la sensibilité du globe oculaire. Dans le fait de W. Square,
la sensibilité était affaiblie, mais conservée. — Les expériences sur les animaux confirment ces faits d'observation ; tantôt des lésions oculaires se produisent avec conservation de
la sensibilité de la face, tantôt l'anesthésie complète n'entraîne aucune modification de la cornée et de l'iris. Chez
trois lapins, Meissner pratique la section du trijumeau; le
côté correspondant de la face devient insensible, et l'œil ne
s'altère pas. A l'autopsie, il trouve qu'il n'a coupé que la
partie externe du ganglion de Gasser, et que le neurotôme
a respecté les fibres les plus internes. Une autre fois, après

(1) Samuel, Die Trophischen nerven. — Anœsthesia Trigemini
bei menschen ohne Ernæhrungsstorungen, p. 215 à 220. (Observat.
de James : Paralysie complète de la 5e paire, suivie de considérations théoriques et pratiques. Thèse inaug., 1840.) — De Vogt de
Neufchatel. — Anstie. Névralgie faciale avec anesthésie (origine sy-
bilitique); œil sain. Medical Times, 1871, t. 1, p. 702.

une section incomplète du trijumeau, il voit survenir dans l'œil, qui a conservé toute sa sensibilité, les lésions habituelles de la cornée ; l'autopsie lui démontre qu'il n'a sectionné que la partie la plus interne du trijumeau, c'est-à-dire celle qui avait été ménagée dans les expériences précédentes.

Sans doute, l'anesthésie est pour beaucoup dans la détermination des lésions oculaires, après la section complète de la cinquième paire et dans les cas pathologiques où les fonctions du trijumeau sont anéanties, mais à elle seule elle est insuffisante. D'autre part, la suppression de l'influence de ce faisceau que Meissner regarde comme le faisceau des fibres tropiques, ne suffit pas non plus à elle seule, (bien que l'expérience citée plus haut de Meissner semble prouver le contraire), puisqu'il suffit, dans le cas de section complète, de protéger convenablement l'œil de l'animal pour assurer l'intégrité du globe oculaire. L'anesthésie et la suppression du faisceau des fibres internes dites trophiques, se compléteraient ainsi l'une l'autre, et l'on pourrait admettre avec O. Wyss, (c'était aussi l'opinion de Valentin) que la section du faisceau interne amoindrit seulement la capacité de résistance des tissus oculaires aux excitations extérieures, contre lesquelles l'anesthésie ne les protége pas. Si ces deux conditions sont réunies, comme dans les expériences de Magendie, l'œil se trouve dans les conditions les plus favorables pour s'enflammer, et dans ce cas les lésions surviennent avec la plus grande rapidité. Il semble, au contraire que, dans quelques cas d'anesthésie du trijumeau chez l'homme, l'œil ne se soit altéré que quelque temps après le début de l'anesthésie ; malheureusement, dans beaucoup d'observations, la relation des phénomènes n'a pas été notée exactement, et l'on ne peut donner, à cet égard, une affirmation absolue.

Si les altérations nutritives de l'œil ne peuvent résulter uniquement et directement de la paralysie des fibres sensibles elles-mêmes, après une section complète de la cinquième paire, quelle est donc leur origine, dans les faits cliniques où la sensibilité est seulement diminuée (W. Square, Bock.), et dans ceux où elle n'est nullement compromise (Mohr cité par Friedrich, Serres)? Sous quelle influence surviennent-elles dans le zona ophthalmique? car, sous ce rapport, la plupart des cas de zona ophthalmique compliqués de lésions oculaires doivent être assimilés aux faits de Bock et de Mohr.

A la vérité, l'état de la sensibilité de la cornée et de la conjonctive, au moment où se développent les lésions oculaires, n'est le plus souvent pas noté ; mais si nous nous rappelons qu'elles surviennent habituellement au moment où l'éruption cutanée est à son summum, et où l'anesthésie cutanée n'existe pas encore ; qu'elles sont quelquefois très-précoces et peuvent se développer dans les deux premiers jours (faits d'O. Wyss, d'Hutchinson); que dans un cas l'ulcération de la cornée a précédé l'éruption cutanée (fait de Joy-Jeffries); que la sensibilité de la cornée peut être intacte, alors même que l'ulcération existe (fait de Sœmisch, thèse de Kocks); que l'anesthésie n'est pas une suite nécessaire du zona (Obs. III); que l'iris peut se prendre avant la cornée, qu'il peut être seul atteint, qu'il s'enflamme habituellement au même moment que la cornée; que les paupières recouvrant le globe oculaire jouent souvent dans les premiers jours, au moment où la cornée s'altère, le rôle de l'oreille du lapin de Snellen, ou de la plaque de cuir de Büttner; si nous considérons les symptômes douloureux, l'irritabilité oculaire et la photophobie qui accompagnent fréquemment les manifestations oculaires du zona, la marche, le caractère de ces altérations qui ressemblent aux kératites ordinaires, la relation de ces lésions avec la distribution de l'éruption cutanée, nous pourrons affirmer que leur apparition ne coïncide pas avec l'anesthésie de la cornée, et qu'elles se développent en dehors de l'anesthésie, indépendamment aussi de la paralysie du faisceau interne des fibres dites trophiques. Hutchinson, d'ailleurs, ne signale l'anesthésie de la cornée que comme un fait consécutif, ce qui établit une analogie de plus entre ces lésions et celles de la peau. Les seuls cas où ces troubles trophiques pourraient peut être relever de l'anesthésie, sont ceux dans lesquels ils surviennent à une époque avancée de l'éruption ; il resterait toutefois à démontrer, ce qui ne l'est pas, que l'anesthésie oculaire existe à ce moment; remarquons, d'ailleurs, que l'anesthésie oculaire consécutive ne semble jamais être complète et s'étendre à toute la surface conjonctivale.

Pour rendre compte des lésions oculaires, dans toute cette série de faits, nous retrouvons ici encore la distinction lumineuse établie par M. Brown-Sequard entre les effets de l'irritation de la moelle et des nerfs et la paralysie ou simple cessation d'action. La paralysie ou simple cessation d'action favorise le développement des troubles trophiques sous l'influence des excitations extérieures. L'irritation ou l'inflammation les produit et les engendre. Sur ce point encore, la physiologie expérimentale et la clinique se donnent la main.

Dans son livre si intéressant et si peu connu, Samuel rapporte l'expérience suivante, sous ce titre : *Excitation électrique du ganglion de Gasser chez un lapin,* non-seulement avec conservation, mais avec exaltation de la sensibilité, amenant une inflammation de la conjonctive et de la cornée (1), qui dure plusieurs jours et disparaît d'elle-même. En voici le résumé : 2 aiguilles sont appliquées sur le ganglion de Gasser, et l'on fait passer un courant d'induction ; aussitôt rétrécissement de la pupille, légère injection des vaisseaux de la conjonctive, augmentation de la sécrétion des larmes. La sensibilité des paupières, de la conjonctive, de la cornée est exaltée. Le retrécissement de la pupille persiste encore, mais à un moindre degré après l'opération, et l'hypéresthésie oculaire augmente encore. Le processus inflammatoire commence à se développer, en général, au bout de vingt-quatre heures, et son intensité s'accroît pendant le second et le troisième jour, et diminue ensuite progressivement. On peut observer tous les degrés de l'ophthalmie, depuis la conjonctivite la plus légère jusqu'à la blennorrhée la plus intense. La sensibilité s'exalte toujours, et l'hypéresthésie peut s'élever à un tel degré que l'animal est pris de convulsions au moindre attouchement de l'œil. Sur la cornée il se produit une opacité générale et, en outre, tantôt de petites ulcérations, tantôt un ulcéré unique de forme ovalaire qui occupe la partie moyenne de la cornée. Dans un cas il s'est formé une petite collection purulente dans la chambre antérieure. Samuel fait observer, qu'à part l'hypérémie, on ne voit jamais aucune altération pathologique de l'iris, ni adhérences, ni changement de coloration (2).

Büttner (3) rapporte l'expérience suivante, fort intéressante, et suivie de l'autopsie, « dont les résultats, dit

(1) Samuel, Die Trophischen nerven, Leipzig, 1860, p. 61 à 65. — Voyez Charcot, p. 12 et 13.

(2) Samuel, p. 65.

(3) *Loco citato*, p. 274 et 275.

O. Wyss (1), sont conformes à ceux que j'ai exposés plus haut. » Sur un lapin, on pratique la section du trijumeau ; on n'observe à la suite aucune altération de la sensibilité oculaire ; une 2ᵉ section entraîne aussitôt l'anesthésie. On a soin de protéger efficacement l'œil contre toutes les excitations extérieures, et malgré toutes les précautions, une kératite très-intense se déclare. A l'autopsie, on vit que les sections avaient toutes deux intéressé le ganglion, que l'une, visiblement la dernière, avait coupé le milieu du ganglion, et que l'autre l'avait atteint à sa partie antérieure, mais ne le traversait pas complétement ; en outre, il y avait une rougeur intense, causée par l'injection et la réplétion des vaisseaux, et cette hypérémie ou inflammation du ganglion s'étendait manifestement assez loin sur le rameau ophthalmique.

Citons encore deux expériences importantes de Schiff (2). A la suite de la section du trijumeau, dans ces deux cas, des lésions de nutrition du globe oculaire se manifestèrent, en dépit de la conservation de la sensibilité. Dans l'un, l'autopsie démontra que le nerf ophthalmique avait été atteint légèrement à son bord interne, et dans l'autre, que le ganglion de Gasser avait été parfaitement contus sur son bord interne, sa partie externe ayant été respectée.

Dans l'expérience de Samuel, les troubles trophiques de l'œil sont dus à l'irritation de la 5ᵉ paire, sous l'influence du courant électrique ; celles de Büttner et de Schiff doivent être complétement assimilées à celle de Samuel ; il s'agit, en effet, de sections incomplètes, d'entailles supercielles, de contusion de la partie interne du ganglion de Gasser, toutes

(1) *Loco citato*, p. 267.
(2) *Loco citato*, p. 217.

lésions éminemment propres à développer, dans un nerf, comme nous l'avons dit au début de ce chapitre, l'irritation phlegmasique ; d'ailleurs, l'autopsie de Büttner démontre positivement, suivant O. Wyss (1), la réalité de cette irritation. S'appuyant sur le résultat d'une de ses expériences citée plus haut, Meissner suppose que la section seule des filets les plus internes du trijumeau, qu'il regarde comme étant les fibres trophiques de l'œil, a suffi pour déterminer l'inflammation de la cornée (les lésions se sont produites sans qu'aucun signe d'hypérémie neuro-paralytique les eût précédés). — Je ne saurais souscrire à cette idée, quand il est démontré pour les autres tissus et pour la peau en particulier, que la section simple des nerfs qui s'y rendent est incapable d'y produire des altérations inflammatoires, et je pense qu'il s'est développé à la suite de cette section incomplète une irritation inflammatoire du trijumeau.

C'est évidemment d'après le même mode que se produisent les troubles trophiques de l'œil dans les cas analogues à ceux de Bock et de Friedrich ; c'est à la compression, par suite à l'irritation et peut-être à l'inflammation déterminée par la présence de la tumeur, qu'elles doivent être attribuées. Je suis même porté à croire que, dans bien des cas d'anesthésie du trijumeau, les lésions oculaires se sont développées avant que l'insensibilité ne fût réellement constituée, et qu'elles doivent encore être rapportées à l'irritation du tronc du trijumeau ou du ganglion de Gasser.

Dans le zona ophthalmique, les lésions de la cornée et de l'iris tiennent à l'irritation, à l'inflammation des filets ciliaires du trijumeau, de même que les vésicules herpétiques de la peau reconnaissent pour origine l'irritation, l'inflam-

(1) O. Wyss, *loco citato,* p. 287.

mation des filets cutanés correspondants. Les autopsies d'O. Wyss et de Weidner nous ont démontré la réalité de la névrite ; l'examen même des faits cliniques de zona ophthalmique prouve, par la relation qui existe entre la distribution cutanée de l'éruption et l'apparition des troubles trophiques de la cornée et de l'iris, que ces lésions sont des lésions de même ordre, et qu'elles sont subordonnées à une même condition pathogénique.

Nous avons vu, en effet, dans la partie symptomatologique, que les lésions de la cornée et de l'iris coïncident, le plus souvent, avec la présence de l'éruption sur le côté du nez. L'éruption sur le côté du nez, c'est-à-dire sur le territoire du nerf nasal, traduit la participation du nerf nasal au processus irritatif qui aboutit à l'éruption herpétique ; or, les filets ciliaires que le trijumeau envoie à l'œil se détachent du nasal ; par suite, les lésions oculaires liées à l'irritation des filets ciliaires révèlent, avec les lésions cutanées, l'irritation d'un même tronc nerveux. Quant aux faits, et nous avons vu qu'ils étaient exceptionnels, dans lesquels l'éruption s'étend à une partie où à tout le côté du nez, sans que les membranes oculaires soient atteintes, ils s'expliquent, soit en supposant que l'irritation ou l'inflammation siége sur un point périphérique du nerf après qu'il a fourni les filets ciliaires, soit aussi, et cette supposition est peut-être plus exacte, en admettant que l'irritation n'a atteint, au niveau du ganglion de Gasser, que les filets cutanés du nasal et a respecté les filets ciliaires. Ceux, enfin, où l'éruption se limite au nerf frontal, et où cependant l'œil vient à souffrir, sont encore plus exceptionnels. Une explication analogue peut permettre de les interpréter : peut-être pourrait-on supposer encore qu'il s'agit de troubles trophiques par action réflexe l Toutes ces hypothèses n'ont rien d'invraisemblable; ne voyons-nous pas le zona se borner à une seule branche de l'ophthalmique, à quelques filets du rameau frontal? l'autopsie d'O. Wyss ne nous apprend-elle pas qu'une névrite, type du ganglion de Gasser, peut se restreindre à une partie du ganglion, sans s'étendre aux fibres nerveuses voisines?

Il resterait enfin à se demander pourquoi les lésions oculaires n'apparaissent pas habituellement au début même de l'éruption? A cette question, plusieurs réponses basées sur le siége primitif de la lésion, sur sa marche, sur la possibilité d'une névrite ascendante, sur la présence du ganglion ophthalmique pourraient être faites. Je ne me risque pas à choisir parmi ces diverses interprétations. La choroïde n'a jamais été atteinte dans aucune des 98 observations de zona ophthalmique; la structure éminemment vasculaire de cette membrane est peut-être la raison de cette immunité.

En résumé, les lésions de la cornée et de l'iris, dans le zona ophthalmique, résultent de l'irritation, de l'inflammation des filet ciliaires qui se rendent à ces membranes; ce sont, par conséquent, des lésions de même ordre que les lésions cutanées. Avec O. Wyss et Steffan, je suis porté à admettre qu'elles proviennent directement de l'irritation des filets trophiques qui, par les nerfs ciliaires, se rendent à l'œil; filets trophiques qui, d'après les expériences de Meissner, Bültner et Schiff, occuperaient la partie la plus interne du trijumeau et du ganglion de Gasser.

CHAPITRE II

Étiologie

L'étiologie du zona ophthalmique ne présente rien de spécial, autant qu'on en peut juger par les observations qui, sous ce rapport, sont souvent d'un laconisme regrettable. Les causes de la névrite zostérique sont prédisposantes ou efficientes.

Causes prédisposantes ; sexe et âge. — Le zona ophthalmique est, comme le zona ordinaire, plus fréquent chez les individus du sexe masculin, ce qui tient sans doute à la différence des habitudes et des conditions de la vie extérieure. Sur 94 malades, nous comptons 60 hommes et 34 femmes.

Il peut apparaître à tous les âges de la vie ; mais il est plus fréquent chez les sujets d'un âge avancé. Sur 86 observations nous le trouvons :

```
        à 80 ans   2 fois,
 de 70 à 61 ans  19 fois, dont 4 fois à 70 ans,
 de 60 à 50 ans  14 fois,
 de 50 à 40 ans  12 fois,
 de 40 à 30 ans   8 fois,
 de 30 à 20 ans  13 fois,
 de 20 à 10 ans  11 fois,
 de 10 à  1 an    7 fois.
```

Dans sa première édition sur les affections génériques de la peau, M. Bazin décrivait un zona idiopathique, un zona arthritique et un zona herpétique. J'ai recherché si je trouvais, dans le zona ophthalmique, la confirmation des idées de l'éminent médecin de Saint-Louis ; et, de fait, plusieurs observations permettent de constater nettement l'influence du rhumatisme, de la goutte, et peut-être de la dartre ou de l'herpétisme, sur la production du zona. Quelques malades avaient été ou étaient depuis longtemps sujets à des migraines (n°s 42, 6) ; d'autres avaient de la bronchite chroniques et de l'emphysème (n° 4), de la dyspepsie habituelle et des ulcérations de la gorge (n° 21), un psoriasis (n° 25), un eczéma du cuir chevelu (n° 39) ; un malade de Bowman (n° 48) eut, trois mois et demi après l'éruption, une attaque de goutte ; un autre, cinq semaine après le début du zona, un gonflement douloureux du genou droit (n° 49) ; quelques-uns avaient eu antérieurement des attaques de rhumathisme articulaire. Le rhumatisme devient peut-être, dans quelques cas, cause déterminante, en produisant sur le trijumeau une poussée congestive analogue à celles qu'il détermine vers les jointures. Je rappelerai, à ce propos, l'observation du docteur Laillier (Obs. V) ; cette femme, rhumatisante, souffrait depuis un mois d'une attaque récente, et d'une angine probablement aussi rhumatismale, lorsque le zona se développa chez elle au milieu d'un cortége de symptômes fébriles. On observe des cas analogues pour le zona de la poitrine.

Tous les auteurs signalent la névralgie comme la cause prédisposante la plus puissante du zona. Je souscris à cette idée lorsqu'il s'agit d'une névralgie plus ou moins ancienne ayant précédé le zona d'un temps appréciable (cas de Charcot, de Traube). On peut admettre, en effet, que les modifications intimes dont les nerfs atteints de névralgie simple sont le siége, modifications que nous connaissons si peu, les prédisposent à s'irriter ou à s'enflammer facilement sous l'action des causes extérieures.

Influence des saisons. — Le zona serait, d'après tous les dermatológistes, plus fréquent au printemps et à l'automne, c'est-à-dire au moment des brusques variations de température. Cette opinion est très-plausible, mais je ne suis en mesure ni de l'infirmer ni de la confirmer.

Causes occasionnelles. — Au premier rang se trouve le *froid,* le froid humide portant son action sur une surface échauffée ou couverte de sueur. Le froid est positivement et justement incriminé dans plusieurs observations de zona ophthalmique, n° 21, 45, 57, 52, 58, 80) ; je suis même convaincu que c'est à l'action du froid qu'il faut attribuer la plupart des zonas ophthalmiques. On connaît, en effet, l'influence puissante du froid sur la production des paralysies et des névralgies dites essentielles ou rhumatismales, et dont bon nombre sont peut-être l'effet d'une inflammation dans les nerfs correspondants (1). Le froid peut porter profondément son action et agir directement sur le tronc même du nerf; le fait paraît aujourd'hui parfaitement démontré (2).

Aucun fait de zona ophthalmique ne me permet d'assigner aux émotions morales l'importance que M. Hardy et Cazenave leur attribuent.

Le zona ophthalmique peut être dû au traumatisme (cas de Panas) ; chez le malade de de Haen, il apparut à la suite de l'avulsion d'une dent, mais il se rattachait plutôt à une

(1) Jaccoud, Traité de pathologie interne, t, 1, p. 370.
(2) Potain, Leçons cliniques faites à l'hôpital Necker, janvier 1872.

impression de froid que le malade ressentit après l'opération (1).

Dans le *British medical Review*, de 1868, Hutchinson (2) rapporte plusieurs faits de zona, et, entre autres, un fait de zona de la face, observés chez des malades soumis à la médication arsenicale; il suppose que l'arsenic a été la cause efficiente de l'éruption. J'y verrais plutôt l'influence de l'affection constitutionnelle contre laquelle la médication arsenicale était dirigée.

Les faits de Horner et Julius Schiffer (3) permettent enfin de concevoir la possibilité du zona ophthalmique dans le cours de tumeurs comprimant et irritant le nerf trijumeau ou ses branches; celui de M. Leudet (4) l'apparition du zona ophthalmique à la suite de l'empoisonnement par la vapeur de charbon.

Siége et fréquence. — La plupart des dermatologistes regardent le zona du côté droit comme étant plus fréquent que celui du côté gauche. Or, sur 85 cas, le zona ophthalmique a siégé à droite 47 fois, à gauche 38 fois; un nombre plus considérable d'observations changerait peut-être ce rapport.

Le zona de la face peut être double; l'observation du docteur Laillier (Obs. V) en est un exemple remarquable. L'atlas d'Hebra contient aussi le dessin d'un zona double de la face et de la région cervicale.

Le zona ophthalmique est une affection peu commune. Voici des chiffres qui, sans avoir une valeur absolue, en démontrent bien la rareté : sur 5000 malades qui se présen-

(1) De Haen, *loco citato*.

(2) British Medical Review, 1868, et Ophthalmic hospital Reports, vol. 6, 1869.

(3) O. Wyss, p. 263. — Schiffer. Virchow's Arch. Bd. XXXV, Heft 3, p. 413.

tèrent en trois ans, à la clinique ophthalmologique du docteur Cohn, il n'y eut qu'un seul fait de zona frontal ; un seul également sur 2854 malades traités par Steffan (1). MM. Bazin et Hardy n'en ont vu, dans leur longue pratique, que quelques exemples.

Si l'on s'en rapportait uniquement aux observations publiées, le zona serait plus fréquent en Angleterre qu'en Allemagne et en France. Sur 98 observations, 14 seulement appartiennent à des médecins français, tandis qu'Hutchinson en rapporte à lui seul 44. Cette différence considérable tient sans doute à ce que l'attention n'ayant pas été attirée chez nous spécialement sur ce sujet, les faits n'ont pas été publiés, et peut-être aussi à ce qu'ils ont été méconnus.

Rare d'une manière absolue, le zona ophthalmique est rare aussi, relativement au zona des autres régions. Sur 95 cas de zona, Bærensprung (2) ne compte que 6 zonas de la face. Joy Jeffries (3) a réuni tous les faits de zona observés par Hebra à l'hôpital général de Vienne, section des maladies de la peau, depuis l'année 1857 jusqu'en 1866 : sur 102, il ne se trouve qu'un seul zona ophthalmique.

(1) Thèse de R. Jacksch, p. 26.
(2) Bærensprung, Die Gürtelkrankheit. Annal. des Chariti Krankenhauses zu Berlin. Bd IX, X, XI, 1861-63.
(3) Transactions of the American Ophthalmological Society. New York, 1869, p. 79.

CHAPITRE III

Diagnostic, pronostic, traitement

Dans la partie symptomatologique de ce travail, j'ai eu
soin, à propos de chacun des éléments de cette affection,
d'indiquer ce qu'ils présentaient de particulier relativement
à leur marche, leur durée, et leur terminaison. Je n'y reviendrai pas.

Le *Diagnostic* du zona ophthalmique ne présente aucune
difficulté. Le siége, la distribution spéciale, les caractères
de l'éruption suffisent pour faire éviter toute erreur. Cepen-
.dant, comme il peut être et comme il a été confondu avec
l'érysipèle vésiculeux ou bulleux de la face, il est utile, je
pense, d'indiquer les traits distinctifs de ces deux affections.
A l'exemple d'Hutchinson, de Bowater. J. Vernon, de Steffan,
je les résumerai dans les propositions suivantes :

1° L'herpès zoster n'est habituellement précédé, ni accompagné de symptômes généraux fébriles ; l'érysipèle, au
contraire, débute et évolue au milieu d'un état fébrile intense, avec une augmentation considérable de la température (sur 56 cas de zona, Bærensprung n'en trouve que 5
avec un mouvement fébrile modéré).

2° Le zona ophthalmique est fréquemment précédé, pres-

que toujours accompagné, et souvent suivi de douleurs névralgiques violentes. Elles font défaut dans l'érysipèle.

3° L'éruption dans le zona est subordonnée à la distribution des rameaux de la branche ophthalmique, et le plus
souvent limitée au territoire de cette branche ; elle est uni-
latérale, et ne dépasse pas la ligne médiane que l'érysipèle
franchit presque toujours. Le gonflement de la peau est
beaucoup moins considérable que celui de l'érysipèle.; il est
quelquefois très-peu prononcé.

4° Les vésicules de l'herpès sont petites, nombreuses, distribuées en groupes ou en lignes ; quelquefois elles se réunissent ou se confondent, mais elles n'offrent jamais l'aspect
des bulles de l'érysipèle.

5° Le zona frontal laisse très-souvent à sa suite des cicatrices indélébiles et caractéristiques. L'érysipèle disparaît
sans laisser de traces.

6° L'œil est fréquemment atteint dans le zona ; dans l'é-
rysipèle les complications oculaires sont exceptionnelles et
beaucoup plus sérieuses. Leur génèse est d'ailleurs diffé-
rente.

7° Suivant Hutchinson le zona ne récidive jamais, et de
fait, il n'existe aucun exemple de récidive pour le zona frontal ; mais, appliquée au zona en général, cette proposition est
trop absolue. O. Wyss a vu, en effet, un malade qui eut dans
l'espace de 30 ans, deux zonas de la région lombo-abdomi-
nale droite.

Pronostic. — Le pronostic du zona ophthalmique se dé-
gage suffisamment de l'étude que nous venons de faire. Les
lésions oculaires, les douleurs qui peuvent survivre si longtemps à l'éruption, les troubles consécutifs de la sensibilité
cutanée, font de la névrite qui donne lieu au zona frontal,
une maladie sérieuse. Elle est plus grave chez les gens âgés,

car ils sont plus exposés aux douleurs consécutives. Dans deux cas cette névrite s'est terminée par la mort. Joy Jeffries attribue la mort de sa malade à l'épuisement amené, chez une femme de 80 ans, par la violence des douleurs ; chez le malade d'O. Wyss une embolie partie de la veine ophthalmique, est allé produire un œdème pulmonaire.

Le pronostic est donc sérieux, surtout si l'éruption envahit le territoire du nerf nasal ; il doit toujours être réservé.

Traitement. — D'une manière générale, la thérapeutique doit se guider sur la nature de l'affection. Le zona étant pour moi le résultat d'une névrite, il y aurait lieu, dès le début, quand l'intensité et la continuité des douleurs permettent de supposer que l'on a affaire à une névrite, d'employer les moyens usités en pareil cas.

Pendant l'éruption, si les douleurs sont modérées, on se contentera de saupoudrer les parties malades de poudre d'amidon, ou de les recouvrir de glycérine ; d'ordonner des tisanes rafraîchissantes, quelquefois même un purgatif salin, s'il existe des phénomènes d'embarras gastrique. Suivant Hébra, la méthode ectrotrique, c'est-à-dire la destruction de chaque vésicule avec le nitrate d'argent, dont on a recommandé l'emploi dans l'herpès, n'aurait aucune utilité. Il y a peut-être lieu de faire des tentatives nouvelles, dans le but de chercher à éviter la formation des cicatrices.

Les lésions oculaires ne réclament pas de traitement spécial. Je ne saurais trop recommander de surveiller l'œil avec soin, surtout lorsque des vésicules existent sur le territoire cutané du nerf nasal. Il sera bon d'employer prématurément le collyre à l'atropine, non que je pense qu'on puisse éviter ainsi les lésions inflammatoires de l'œil ; mais on pourra du moins, en dilatant la pupille, éloigner le bord pupillaire du contact de la capsule antérieure du cristallin, et prévenir ainsi la formation des adhérences.

Les névralgies violentes qui accompagnent si fréquemment le zona, seront avantageusement combattues par les injections sous-cutanées de morphine, le sulfate de quinine, etc. Le docteur Crepenel dit (1) « s'être très-bien trouvé dans le traitement des douleurs névralgiques de l'herpès Zoster, de l'application locale de chloroforme et d'huile (1 pour 5), répétée 5 à 6 fois par jour. La proportion de chloroforme sera augmentée si la douleur est très-violente. Ce remède doit être appliqué aussi précocement que possible. »

Quand, pour combattre les névralgies qui persistent si longtemps après l'éruption, on a épuisé la série des moyens thérapeutiques, on peut, à l'exemple de Bowman, pratiquer la section sous-cutanée du nerf sus-orbitaire. Bowman l'a faite 2 fois; chez un malade, cette opération fut suivie d'une amélioration notable. Elle est sans danger, et bien qu'il n'y ait peut-être pas grand bénéfice à en tirer, elle peut être tentée.

Les *vésicatoires* fréquemment renouvelés et appliqués sur le front pourront aussi être utiles.

Après l'*éruption*, l'emploi des courants d'induction, pour rétablir autant que possible l'excitabilité normale du nerf par une excitation méthodique, peut donner d'excellents résultats; on favorisera ainsi la disparition plus rapide des douleurs et le retour des fonctions normales du trijumeau.

(1) Bulletin de thérapeutique, LXIX, p. 189, 1865.

RÉSUMÉ

DES 98 OBSERVATIONS DE ZONA OPHTHALMIQUE

---

§ 1. — *Résumé des observations de zona ophthalmique dans lesquelles aucun phénomène oculaire n'a existé ou n'a été signalé.*

(Nᵒˢ de 1 à 32)

Nᵒ 1. **Hutchinson.** — Femme de 26 ans, délicate, pâle et faible. Décembre 1861. Eruption sur la moitié gauche du front et 3 jours après sur la moitié supérieure du côté du nez. Un groupe de vésicules sur le trou sus-orbitaire. L'œil est resté sain. 9 jours avant l'éruption, elle avait été prise de douleurs vagues de tête. Malaise, étourdissements, perte d'appétit. Ces phénomènes ont persisté pendant l'éruption.

Nᵒ 2. **Hutchinson.** — Femme de 64 ans, bonne santé, pâle et mince, sujette aux douleurs de tête. Juillet 1864. Le dimanche, douleur dans l'occiput et le cou. Le lundi, douleur frontale. Le mardi, éruption sur le côté droit du front et dans les cheveux. Pas d'inflammation oculaire. Pas d'anesthésie ni d'hyperesthésie à la suite.

Nº 3. Hutchinson. Stewart. — Homme de 46 ans, bonne santé. 5 jours avant l'éruption, douleurs névralgiques constantes du nerf supra-orbital, hémicranie. Elévations sous-cutanées papuleuses et douloureuses précédant l'éruption. Eruption sur le front, la racine du nez et la paupière supérieure. OEil sain.

Nº 4. Hutchinson d'après Daniellsen et Bœck. — Homme de 68 ans, bien portant. Côté droit, front, tempe, pas sur le nez. OEil sain.

Nº 5. Rayer. — Homme de 47 ans. Octobre 1827. Douleur cuisante dans l'œil et le sourcil gauche, qui se propage rapidement au front et au crâne. Paupières gonflées laissant suinter une humeur séreuse. L'éruption apparaît 12 et 24 heures après. Rien sur le nez.

Nº 6. Hutchinson. Moule en cire déposé au Muséum Guy's-Hospital. — Enfant de 5 ans, 1857. Vésicules sur les 2 paupières, surtout sur la paupière supérieure. Quelques-unes sur le côté du nez, près de l'angle interne de l'œil. Une douzaine s'étendant de l'angle externe vers l'oreille. Distribution insolite, mais l'observation est fort incomplète. Pas de détails sur l'œil ; il est cependant dit dans le catalogue que l'enfant avait une ophthalmïe.

Nº 7. Hutchinson. — Fille de 14 ans, strumeuse, lèvres épaisses. Novembre 1866. 3 jours avant l'éruption, douleurs dans le front et le côté de la tête. Eruption : un groupe sur la paupière supérieure, un sur la partie interne du sourcil, un sur le front. Certain degré d'irritabilité de l'œil, qui tolérait pendant l'attaque et même quelque temps après, difficilement la lumière. Pas de congestion oculaire.

Nº 8. Hutchinson, Paget. — Homme de 43 ans ; habituellement bonne santé, mais sujet à des attaques de dyspnée, à des ulcérations de la gorge. Mois de septembre. Arrive au bord de la mer et quelques jours après, violente douleur névralgique sur le sourcil gauche et le côté gauche de la tête. Quelques jours après, éruption (une vésicule sur le trou sus-orbitaire), suivant 2 lignes principales, l'interne presque verticale, l'externe divergeant vers la tempe. 2 ou trois vésicules sur la partie externe. Faible et abattu pendant l'attaque. OEil sain.

Nº 9. HUTCHINSON. — Garçon de 4 ans; mois de février. Eruption sur la paupière supérieure, le sourcil, le front gauche. OEil sain. Cas léger.

Nº 10. HUTCHINSON. — Garçon de 12 ans. Mois de juillet. Santé bonne. Aucune douleur avant l'éruption. Urticaire quelques jours avant. Eruption sur le front droit. Une ligne de vésicules. 2 cicatrices sur la paupière supérieure (l'éruption de la paupière a été postérieure à celle du front). OEil sain.

Nº 11. HUTCHINSON. Femme de 44 ans. Juin. Soumise à un traitement arsenical pour un psoriasis. 2 jours avant l'attaque, grande douleur sur le front droit. Avec l'éruption la doulour diminue sensiblement. OEil sain.

Nº 12. HUTCHINSON. — Homme de 44 ans, nerveux, anxieux (actuellement sans place). Santé ruinée. Mois de mars. Le lundi matin, grande douleur sur le sourcil gauche et sur la moitié antérieure gauche de la tête. Le soir, taches rouges; le mardi matin, ampoules sur le front, le sourcil. OEil douloureux, mais non congestionné. Anesthésie de la région après l'éruption. (Diminution de la sensibilité.)

Nº 13. HUTCHINSON. — Jeune fille de 17 ans. Eruption sur le front, la paupière supérieure. OEil non enflammé. Guérison rapide.

Nº 14. HUTCHINSON. — Femme de 60 ans. Décembre 1869. Eruption sur le front, la paupière supérieure, sur le côté du nez (2 ou trois sur le nez). Douleurs pendant l'attaque, du front et du nez. Trois mois après, les douleurs névralgiques persistent encore. Cicatrices peu marquées. OEil sain.

Nº 15. F. M. MACKENZIE. — Homme de 17 ans. (Observé

dans l'Inde.) L'éruption fut précédée de trois mois de douleurs dans le côté droit de la tête, et ces douleurs faisaient suite à des accès de fièvre. Eruption sur le front droit, quelques vésicules sur le côté droit de la tempe. Les cicatrices (visibles 33 ans après), étaient restées quelque temps douloureuses. Œil sain.

N° 16. HUTCHINSON. — Homme de 49 ans, sain. Mai. Eruption à droite, survenue sans douleurs et précédée seulement d'une légère irritation. Eruption sur le front, la paupière. Pas de douleurs, œil simplement baigné de larmes et irritable.

N° 17. HUTCHINSON. — Femme de 26 ans, atteinte antérieurement d'eczéma du crâne. Eruption sur un ligne partant de de l'angle interne du sourcil et allant aux cheveux, dans le sonrcil, au-dessus de l'angle externe du sourcil, sur la partie externe de l'éminence frontale. L'herpès survint 1 mois après l'eczéma. Douleurs violentes pendant l'éruption.

N° 18. HUTCHINSON. — Homme de 24 ans. Juin 1869. Herpès du front gauche, regardé comme un érysipèle. Œil sain. Après 6 semaines il souffrait encore beaucoup de névralgie de la peau.

N° 19. Homme de 58 ans. Septembre 1869. Complexion délicate, mais bonne santé. Sujet aux migraines, jusques il y a quelques années. 7 ans avant, fièvre intermittente. Eruption précédée de quelques douleurs peu marquées. Eruption sur tout le front droit, de l'angle externe de l'œil à la ligne médiane, sur la paupière supérieure, sur la ligne médiane du nez, mais pas auprès de l'angle interne. Œil sain. (L'œil est resté quelque temps fermé, par suite du gonflement des paupières. Peut être y eut-il une conjonctivite?) Violentes douleurs lancinantes du front avec anesthésie.

N° 20. HUTCHINSON. — Jeune femme. Violentes douleurs du front la nuit, et le matin l'éruption était sortie. (On diagnostiqua un érysipèle.) Eruption sur le front gauche; une ligne de vésicules près de la ligne médiane; près des cheveux, un groupe à l'extrémité externe du sourcil, un autre à l'extrémité interne, mais pas de vésicules au-dessous de l'angle interne des paupières. Œil sain.

N° 21. BOWMAN. — Homme de 70 ans. Excellente santé. Novembre 1866. Violente douleur du front droit, avec engourdissement. 15 jours après, éruption sur le front, la paupière supérieure, la tempe. L'éruption est surtout prononcée à la sortie du frontal. 3 mois après il y a encore de l'engourdissement sur les parties qui ont été le siége de l'éruption, sur le côté du nez où il n'y a pas eu de vésicules et des douleurs cuisantes, surtout la nuit. Œil sain.

N° 22. BOWATER. J. VERNON. — Femme de 76 ans, faible et débile. Mars 1868. Eruptions cutanées antérieures, dont elle guérit vite. Peu après des douleurs d'oreille et des douleurs cuisantes sur le front gauche et la tempe, éruption confluente sur le front, s'irradiant à partir du point de sortie du frontal, comme les branches d'un arbre ; sur toute la paupière supérieure ; sur la partie supérieure du nez, mais pas sur la pointe. Œil sain. (Cette malade ne fut pas suivie.)

N° 23. KREITMAIR. — Quvrier robuste. 2 ou 3 jours avant l'éruption, très-violente douleur avec gonflement du front. Eruption sur le front. Pas de lésions oculaires. Cicatrices très-profondes. Au moment où ce cas et le suivant furent observés, les névralgies semblaient être épidémiques à Nuremberg.

N° 24. KREITMAIR. — Jeune fille de 15 ans. Œil sain. Pas de détails.

N° 25. MANN IN HALLE. — Femme de 54 ans, juillet 1862. Bonne santé jusque-là. Migraine. Éruption sur le front droit, Paupière supérieure gonflée. Œil sain.

N° 26. TRAUBE. — Un mois avant, douleur de la moitié de la tête. Éruption à gauche sur le front, la paupière supérieure, le côté du nez dans la moitié supérieure. Œil sain.

N 27. JOY JEFFRIES. — Femme de 55 ans, bien portante.

Vraisemblablement après un refroidissement, violente douleur la nuit dans le front droit et la moitié de la face. Éruption sur le front, les deux paupières, la lèvre supérieure, le côté du nez. Après quelques jours, à la chute des croûtes, les cicatrices sont à peine marquées. OEil sain, très-légère injection ciliaire et conjonctivale.

N° 28. ÉMILE EMMERT. — Femme de 64 ans. Éruption sur le front, la paupière supérieure, sous forme de raies. Douleurs violentes avec l'éruption qui persistèrent pendant deux mois; sensibilité éteinte. OEil sain. Les cicatrices n'étaient pas enfoncées, mais elles devinrent tellement saillantes que la paupière supérieure se retourna, et qu'une opération dut être faite pour la ramener à sa position normale. Quelques temps après sur les mêmes points, éruption de boutons acnéiformes.

N° 29. DE HAEN. — Homme jusque-là bien portant. Après l'arrachement d'une dent, à la suite de violentes odontalgies, éruption sur le front gauche, les paupières, la joue. OEil sain.

N° 30. SICHEL FILS. — Homme de 63 ans, fort et vigoureux. Janvier 1871. Assez bonne santé; plusieurs fois douleurs rhumatoïdes ou goutteuses dans les genoux; urticaire léger, sueurs profuses, il y a quelques années; insomnie habituelle. 2 janvier. Douleurs légères du front et de la moitié latérale gauche, avec vives démangeaisons et fourmillements. Le lendemain, soif vive, inappétence, douleurs lancinantes au-dessus du sourcil et dans la tempe. Sueurs profuses. 8 janvier. L'éruption est faite; elle se présente au front sur trois lignes : une suivant la direction du frontal interne, partant de l'extrémité interne du sourcil; une seconde, diagonale, suivant le frontal externe, et une troisième suivant l'arcade sourcilière. Sur les deux premières, les bulles sont par petits groupes de deux à trois. OEdème des paupières. Sensibilité de la peau entre les vésicules notablement émoussée. Point de douleurs à la pression; soif, inappétence, insomnie, démangeaisons. Urines rouges, sédimenteuses. Pouls, 86. Température paraît normale. Le 19, état général meilleur. Les démangeaisons n'existent plus. L'insensibilité partielle persiste. 15 février. Sensibilité complétement revenue.

Nº 31. Hulke. — Homme de 35 ans. Avril 1866. Syphilis et iritis syphilitique antérieures; neuro-rétinite pour laquelle il entre à l'hôpital. Quelques jours après son entrée, douleur brûlante dans le sourcil droit, suivie le lendemain de l'éruption sur le trajet des branches sus-orbitaires. Engourdissement à la suite. OEil sain.

Nº 32. Cazenave. — Homme de 47 ans, bien constitué. 27 octobre 1828. Zona du front droit. Légères douleurs du même côté.

§ II. — *Résumé des observations de zona ophthalmique accompagné de congestion de la conjonctive, de conjonctivite.*

(Nᵒˢ de 33 à 48)

Nº 33. Hutchinson. — Enfant de 3 ans et demi. Santé antérieure bonne; sujet aux douleurs de tête. Mois de mars. Le mercredi, douleur de tête, sur la partie droite du front, perte d'appétit, un peu de délire. Vomissement le troisième jour. Le jeudi, rougeurs du front et éruption sur le front, le cuir chevelu, la paupière supérieure. Quelques vésicules sur le côté du nez. Paupière supérieure considérablement gonflée. La conjonctive fut congestionnée; irritabilité de l'œil. Depuis l'éruption le malade parut mieux.

Nº 34. Hutchinson. — Homme de 56 ans, atteint de bronchite chronique et d'asthme. Le 17 juillet, zona du côté droit de la poitrine, le lendemain, zona du front gauche. Congestion de la conjonctive, œil irritable. Le malade ne fut pas observé plus de 7 jours.

Nº 35. Hutchinson. — Homme. 10 jours avant l'éruption, élancements douloureux au-dessus de l'œil gauche et à l'apophyse mastoïde. L'éruption se fit successivement sur la paupière supérieure, le sourcil, la moitié supérieure du côté du nez, et le front. En même temps anorexie, malaise, constipation. Éruption caractéristique et abondante. Conjonctive gonflée, chémosis. Le malade ne fut pas suivi.

N° 36. HUTCHINSON. — Homme de 17 ans, matelot bien portant. Avril 1865. L'éruption fut précédée d'une violente douleur sur le front et d'une conjonctivite de trois jours. Le front et le côté du nez sont couverts de vésicules. Malaise et étourdissements. Conjonctivite. Le malade ne put être suivi ultérieurement.

N° 37. HUTCHINSON. — Jeune fille de 12 ans. Éruption sur le front. Congestion de l'œil.

N° 38. HUTCHINSON. — Homme de 58 ans. Éruption sur le front droit, la paupière supérieure droite. Cicatrices très -profondes près de la ligne médiane. Resta 9 semaines au lit. Congestion simple de la conjonctive. 4 ans après, il éprouve encore des douleurs très-violentes sur le front, descendant quelquefois sur le côté du nez.

N° 39. BOWMAN. — Homme de 70 ans. Juillet 1855. Violente douleur dans l'œil droit et le front, suivie, le lendemain, de l'éruption sur le front. L'inflammation en 1 ou 2 jours s'étendit à la moitié droite du crâne, et fut considérée comme une combinaison d'herpès et d'érysipèle. Des ampoules se formèrent partout où l'inflammation s'étendit. Au moment de la disparition de l'éruption, la peau était engourdie et à peine sensible, mais bientôt elle devint hyperesthésiée et de très-violentes douleurs névralgiques survinrent. Conjonctivite pendant la convalescence. En octobre 1865, attaque de goutte qui diminue les douleurs pour un temps. En novembre, c'est-à-dire cinq mois après l'éruption, hyperesthésie de la peau du front et du vertex, au toucher, au froid et à la chaleur. Douleur névralgique presque constante. Conjonctive à peine rouge ; front couvert de cicatrices. Un an après, douleurs encore constantes. Division du sous-orbitaire sans soulagement durable.

N° 40. BOWATER. J. VERNON. — Homme de 22 ans. Bonne

santé. Février 1868. Violente douleur aiguë dans le front gauche, et bientôt après, éruption dans l'angle interne de l'œil, le côté gauche du front suivant la direction du nerf frontal, sur la moitié externe de la paupière supérieure. Après l'éruption, plus de douleurs, mais seulement de la sensibilité au toucher. Pas de symptômes généraux. Un peu de rougeur de la conjonctive.

N° 41. Trousseau. — Homme de 40 ans. Zona de la partie gauche du front, suivant avec une régularité parfaite toutes les branches cutanées de l'ophthalmique. Éruption sur le front, surtout le long du frontal externe, sur la paupière, au niveau de l'émergence du naso-lobaire. Douleurs très-vives persistant après l'éruption. Ophthalmie (pas d'autres indications) douloureuse avec photophobie.

N° 42. Jenner. Ringer. — Jeune garçon de 17 ans. Éruption sur le front gauche, le côté du nez, la partie supérieure de la face, l'os malaire jusqu'à la lèvre. Conjonctivite.

N° 43. Charcot. — Femme de 70 ans. Décembre 1866. Depuis quelque temps, douleurs vagues dans le côté gauche de la face; deux ou trois jours avant l'éruption, élancements très-douloureux. Éruption suivant très-exactement les divisions du frontal et du sous-orbitaire, région malaire, joue. Maximum de douleur dans la tempe avec irradiation vers le cuir chevelu. Point douloureux sus et sous-orbitaire. Conjonctive rouge, chémosis. Les douleurs un mois après, ont, en partie, cédé à la quinine. A la fin du mois de janvier, l'éruption n'a laissé d'autres traces de son passage que quelques petites croûtes fines au sourcil.

N° 44. Charcot. — Femme éprouvant depuis assez long-temps des douleurs de tête. Mois de janvier. Depuis 8 à 10 jours, névralgies du côté gauche de la face avec élancements pénibles. Douleur dans l'œil. Éruption frontale gauche, éruption sur la joue. Conjonctive fortement enflammée. A la fin de janvier les douleurs ont presque disparu. 2 cicatrices seulement au-dessus de l'arcade sourcilière (légères eschares).

Nº 45. Joy-Jeffries. — Homme de 50 ans, campagnard. Douleurs névralgiques la nuit dans la moitié droite du front. 2 jours après l'éruption est formée (peau épaisse et dure) sur le front, la paupière supérieure, l'angle externe de l'orbite, sur le vertex, et en ce point elle dépasse la ligne médiane. Conjonctive seulement un peu rouge.

Nº 46. Joy-Jeffries. — Homme de 61 ans. Herpès du front; une vésicule sur le point sus-orbitaire. OEil enflammé, mais l'inflammation dépendait surtout d'une ophthalmie sympathique (œil opposé aveugle depuis longtemps.)

Nº 47. Steffan. — Homme de 36 ans. Ouvrier jusque-là bien portant. Mai 1868. 9 jours de douleurs névralgiques violentes sur le trajet de la première branche, surtout sur le nerf frontal. Après plusieurs jours (8 à 9) éruption sur le front, la paupière supérieure, le côté du nez jusqu'à la pointe. Conjonctivite légère. Les douleurs durèrent tout le temps de l'éruption, et plusieurs semaines encore après. Sensibilité tactile émoussée. — Pas de phénomènes généraux.

Nº 48. Panas. — Garçon de 3 ans. A la suite d'un coup, éruption de vésicules herpétiques sur les deux paupières droites, sur la joue, avec blépharo-conjonctivite.

Sichel fils. — Homme de 23 ans. Janvier 1871. Dans la nuit du 15 au 16 janvier, violentes douleurs névralgiques dans le front, la tempe, la joue droite, fièvre intense, soif vive, frissons, sueurs profuses, courbature le lendemain. Le 18, éruption sur la joue droite, la paupière inférieure, la moitié droite de la lèvre, l'aile du nez. Conjonctive injectée légèrement. Conjonctivite phlycténulaire.

Cette observation est un exemple de zona développé sur le territoire du rameau sous-orbitaire du nerf maxillaire supérieur.

§ III'. — *Observations de zona frontal avec kératite.*

(Nᵒˢ de 49 à 68)

Nᵒ 49. Hutchinson. — Homme de 60 ans, bien portant. Cicatrices sur le front, sur le nez. Opacités légères de la cornée.

Nᵒ 50. Hutchinson. — Garçon de 7 ans. Hutchinson le vit deux ans après l'attaque. Éruption sur le front à droite, sur le côté droit du nez, près de l'angle interne de l'œil ; 2 vésicules sur la tempe près de l'angle externe. Ulcère de la cornée, leucôme. L'ulcère de la cornée serait survenu deux mois après l'éruption. Hutchinson pense qu'il y a erreur dans les renseignements.

Nᵒ 51. Hutchinson. — Homme de 38 ans. Mois de mai. (Vu 15 jours après le début.) Éruption sur le front à droite ; vésicules nombreuses ; deux vésicules sur la racine du nez, pas plus bas que l'angle interne. Reste au lit les trois premiers jours de l'éruption. Petit ulcère sur la partie inférieure de la cornée. Iris normal. Conjonctive un peu conjestionnée. Engourdissement de la peau du front, non-douloureux. (Hutchinson fait remarquer que l'œil n'est pas enflammé profondément comme quand tout le nez est atteint !)

Nᵒ 52. Hutchinson. — Femme de 62 ans, nerveuse, grande et mince. Mois de septembre. Éruption confluente sur le front, sur tout le côté du nez ; les vésicules sont peu nombreuses sur la moitié inférieure et toutes petites à la pointe ; peu de vésicules sur la paupière supérieure. Douleurs violentes pendant quelques jours. Congestion conjonctivale. Quelque temps après, la cornée devint trouble, légèrement inégale. Pupille ronde, se dilatant modérément avec l'atropine. Guérison rapide. La cornée s'éclaircit.

Nᵒ 53. Scriven. — Chez ce malade, l'éruption fut précédée, pendant quelques jours, de douleurs frontales ; la douleur de tête suivit quelques accès de fièvre nocturne. Éruption sur le front, tout le côté du nez, sur la joue et la lèvre supérieure, sur la lèvre inférieure du même côté. Une phlycthène sur la conjonctive. Cornée légèrement trouble.

N° 54. Bowman. — Femme de 40 ans. Juin 1855. Herpès du côté droit du front. Kératite laissant des nébulosités. Conjonctivite. Violente douleur pendant l'éruption. La malade avait été exposée à des vents froids, et l'affection fut attribuée à cette cause.

N° 55. Bowman. — Homme de 53 ans, matelot. Novembre 1864. Violente douleur dans la tête, suivie d'une éruption à gauche sur le front, le côté du nez, les paupières, la joue. — Kératite. 2 ans après l'éruption, existent encore une sensation d'engourdissement, une grande sensibilité au toucher, de fréquents élancements aigus et douloureux dans la tempe et le côté gauche de la tête. Division du nerf supra-orbital et de l'infra-orbital. Soulagement considérable. La surface interne du nez resta seule très-sensible.

N° 56. Bowman. — Femme de 60 ans. Année 1864. Violente douleur sur le trajet de la branche ophthalmique droite, suivie d'un herpès confluent du front. Violentes douleurs pendant trois semaines. 2 ans après l'éruption, le malade a encore de l'engourdissement et de l'hypéresthésie de la région, et de fréquentes attaques de névralgie. Cornée nébuleuse.

N° 57. Bowater. J. Vernon. — Femme de 22 ans. Février 1868. Gonflement de la paupière supérieure gauche sans douleur. Trois jours après, éruption sur le front, le long du frontal sur la moitié interne de la paupière à l'angle interne de la paupière. Pas de douleurs violentes, pas de symptômes généraux. Face chaude et irritable seulement. Le septième jour de l'éruption, grande douleur dans l'œil. Conjonctive enflammée, congestion des tuniques oculaires. Cornée trouble, puis petit ulcère déprimé de la cornée, et vaisseaux se dirigeant de la conjonctive vers l'ulcère. Guérison rapide.

N° 58. Pagenstecher. — L'auteur lui-même étudiant à Wursbourg. Deux jours de prodromes pendant lesquels sorte d'engourdissement le long des rameaux de la première branche. Aussitôt avant l'éruption, chatouillement insupportable du côté droit de la tête et du cou avec engorgement ganglionnaire. Kératite. Éruption sur le front, le nez.

N° 59. Currie-Ritchie. — Garçon de 9 ans, un peu strumeux. Avril 1869. Après une scarlatine, éruption sur le côté gauche du nez, la joue, le cou, le tronc. 8 jours après phlyctènes kérato-conjonctivales.

N° 60. Joy-Jeffryes. — Dame de 80 ans, active et bien portante. Décembre 67. Le 20 décembre, violente douleur névralgique dans l'œil gauche et autour de l'œil, dans le front et le côté du nez. 3 jours après la conjonctive oculaire est fortement enflammée ; ulcère de la cornée. Le cinquième jour, éruption sur le front, la paroi du nez, la paupière supérieure. Une croûte sur le trou sus-orbitaire. Photophobie intense. Forces satisfaisantes ; appétit conservé, mais capricieux. Pouls à 100-120. Urine colorée sans dépôt. Intolérable douleur lancinante, pongitive, sur tous les points affectés. La peau était plus sensible à la pression, et cependant pas sensible. Anesthésie *probable* de la cornée. La quatrième semaine la malade déclina, s'affaissa sous la douleur, maigrit, et mourut le 1er février, 40 jours après le début, ayant conservé toute son intelligence jusqu'à la fin. Ulcérations de la peau profondes et marquées.

N° 61. Cohn et Jacksch. — Jeune homme de 17 ans. Novembre 1868. Conditions hygiéniques d'habitation mauvaises. Bonne santé jusque-là. Rhumatisme articulaire aigu à l'âge de 12 ans. Le 30 novembre, sans aucun phénomème antérieur, vésicules sur le front gauche, que le toucher lui fait découvrir. Les jours suivants, il éprouva des douleurs piquantes ou brûlantes dans le front. La fente palpébrale diminua d'un quart, puis les douleurs augmentèrent. Elles étaient surtout vives pendant la nuit. Le 3 décembre. Température du côté malade,

36° 1/2, du côté sain, 35 1/2. Conjonctive enflée, modérément rouge. Sécrétion peu considérable. Douleurs; la sensibilité de la peau est amoindrie entre les pustules. État général excellent. 4 décembre. Éruption survenue depuis hier soir sur le côté du nez, sur la lèvre supérieure. État général bon. Douleurs violentes dans la machoire supérieure Constipation. 5 décembre. Douleurs vives et déchirantes dans les dents, la paupière supérienre qui *est pendante*, quoique modérément gonflée. Quelques nouvelles vésicules sur l'angle interne de l'œil et le côté du nez. État général moins bon. Il ouvre moins bien la bouche; douleur pour avaler. Quelques vésicules sur le voile du palais. Douleur à la pression au niveau du trou sus-orbitaire et du sous-orbitaire. 12 décembre. Larmoiement. Douleurs oculaires. 3 fines infiltrations superficielles de la cornée, épithélium tombé. Conjonctive peu injectée. Pupille plus étroite : iris normal; l'atropine le dilate bien. 14 décembre. Les douleurs ont cessé. 20 décembre. OEil normal. Aucune cicatrice cutanée.

N° 62. GIRAUD-TEULON. — Femme. M. Giraud-Teulon n'a pas vu le début de l'affection. Éruption sur le front. Peu ou pas de vésicules sur le côté du nez; en tout cas, pas de vésicules au-dessous de l'angle interne. Petite ulcération de la cornée. Douleurs dans toute la tête pendant l'éruption. 8 mois après, les douleurs sont encore vives et longtemps après la malade éprouve des sensations indéfinissables. La pupille optique fut menacée. État mental sérieux depuis cette époque. (La mère de cette malade est morte folle).

N° 63. ÉMILE EMMERT. — Ce fait est rapporté également par Hutchinson dans son 3e mémoire, sous le n° 44. Les deux observateurs ne sont pas d'accord; suivant Hutchinson, il n'y a pas d'éruption sur le nez; Emmert, au contraire, qui vit la malade le premier, signale l'existence, sur l'aile du nez, de trois petites vésicules. Je résume la description de ce dernier auteur. Fille de 4 ans. Rougeole antérieure, à la suite de laquelle les deux yeux s'enflammèrent. Après quelques jours de douleurs dans le côté gauche de la face, il survint avec un mouvement fébrile, une éruption vésiculeuse sur le front, sous forme de deux lignes verticales, l'externe partant des environs du trou sus-orbitaire gauche. 2 petites plaques sur l'angle externe de la paupière. 3 vésicules sur l'aile du nez. Après quelques jours, poussée nouvelle sur la bosse frontale gauche. Sur la cornée de l'œil correspondant quelques petits ulcères.

N° 64. M. LAILLIER. — L'observation est donnée en entier dans le courant de ce travail. Zona double. Kératite.

N° 65. PROF. SAEMISCH ET KOCKS. — Homme de 20 ans. 19 janvier 1870. Eruption sur le côté droit du front, la paupière supérieure et le côté du nez jusqu'à la pointe. Kératite superficielle.

N° 66. PROF. SAEMISCH ET KOCKS. — Homme de 38 ans, fortement constitué, jamais malade. Juin 1871. Le 22 mai, violentes douleurs dans le territoire du nerf ophthalmique gauche, enchifrènement, larmoiement, perte d'appétit, fièvre. Le 25, les vésicules sont formées et les douleurs disparaissent.

Eruption sur la moitié gauche du front et le côté du nez jusqu'à la pointe, la paupière supérieure, en un mot sur tout le territoire cutané de la première branche du trijumeau. Le malade est vu pour la première fois le 9 juin. Larmoiement, photophobie, rougeur et épaississement de la conjonctive bulbaire et palpébrale. La sensibilité de la peau et de la cornée est normale. La moitié externe de la cornée est trouble, infiltrée, inégale, pertes d'épithélium ; près de la circonférence de la cornée, un peu au-dessous du méridien horizontal, érosion superficielle. Iris normal. Pendant les jours suivants du 9 juin au 23 juin, l'infiltration de la cornée diminua, les douleurs revinrent et l'empêchèrent souvent de dormir, l'iris pendant 2 à 3 jours répondit mal à l'action de l'atropine. Le 1er août, l'érosion de la cornée n'était pas complétement cicatrisée.

N° 67. HUTCHINSON. — Homme de 64 ans. Mai 1868. Eruption sur le front, la moitié supérieure du nez, les 2 paupières, la joue. Conjonctive congestionnée. Un mois après (pas de douleurs sur le front, un peu de sensibilité au bord inférieur de l'orbite), la cornée devint visqueuse, dépolie, piquetée, la pupille 2 fois plus large que l'autre, immobile, ovale de haut en bas, l'iris clair, sans adhérences visibles. La cornée resta trouble quelques mois.

N° 68. Blachez. — L'observation est donnée en entier (observ. n° 4).

§ IV. — *Résumé des observations de zona frontal avec iritis, sans altération de la cornée.*

(N°s de 69 à 74)

N° 69. Hutchinson. — Garçon de 22 ans. Août 1868. Eruption sur le front, le sourcil, peu ou pas de vésicules sur la paupière supérieure. 2 ou 3 vésicules sur le côté du nez; une près de la pointe. Le quatrième jour, iritis légère. L'iris se dilatait irrégulièrement avec l'atropine, mais l'atropine parvint à surmonter les adhérences. Plus d'un mois après, la conjonctive est encore rouge, ainsi que la région ciliaire de la sclérotique.

N° 70. Bowater J. Vernon. — Homme de 32 ans. 5 mai 1867. Bonne santé, soldat libéré, actuellement garde de nuit. Etant de service, soudainement, très-violente douleur du front à gauche, et de ce côté de la tête, et peu après apparait l'éruption. La douleur augmenta alors beaucoup pour diminuer et presque disparaitre au moment de la dessiccation. Eruption sur la moitié gauche du front, la paupière supérieure, quelques vésicules sur le côté gauche de la pointe du nez. 8 jours après le début, la vision de l'œil gauche diminua beaucoup, il ne pouvait lire que les grosses lettres. Le 5 juin, le malade entre à l'hôpital : iris décoloré, structure confuse, pupille petite et irrégulière; forte synéchie; l'atropine change très-peu la forme de la pupille. Les douleurs névralgiques sont revenues et elles persistent sous forme d'accès violents jusqu'au 26, jour de sa sortie. Larmoiement. Entre les cicatrices, la peau

est congestionnée et rouge, les cicatrices sont presque anesthésiques.

N° 71. BOWATER. J. VERNON. — Iritis douteuse. Homme de
53 ans, habituellement bien portant, sujet l'hiver à des douleurs
rhumatismales. Février 1868. Pendant un voyage dans le sud
de l'Angleterre, il fut exposé aux intempéries d'une saison
rigoureuse; violente douleur dans le front droit et le côté de la
tête, puis éruption confluente sur le front, le cuir chevelu, le
sourcil surtout, la paupière supérieure, la pointe du nez du
côté droit. Gonflement des paupières. Un mois après le début
de l'affection, ce malade, qui paraît épuisé, entre à l'hôpital. La
peau du front est encore œdémateuse, couverte de cicatrices
irrégulièrement distribuées, presque anesthésiques, tandis que
la peau qui les entoure est très-sensible. Pupille irrégulière,
plutôt dilatée, paresseuse, semblant libre d'adhérences. Vision
affaiblie, il ne peut lire au-dessous du n° 12 de Snellen. Rien à
l'examen ophthalmoscopique. Ptosis de la paupière supérieure;
léger degré de strabisme externe. Accès de douleurs névralgiques très-violentes qui persistent pendant quelques semaines;
au bout de ce temps, l'état de l'œil est peu changé, les douleurs
cédèrent à l'administration de la quinine, aux frictions d'aconit.
Le ptosis devint beaucoup moins apparent.

N° 72. HORNER. — Cas de zona avec iritis. Pas d'éruption
sur le nez.

N° 73. TROUSSEAU. — Homme de 60 ans. Zona de la
branche ophthalmique Eruption sur le nez. (Territoire du naso-
lobaire.) Iritis et photophobie persistant plus de 3 mois.

N° 74. SICHEL fils. — Homme de 45 ans, gros et fort,
structure apoplectique. 1869. Douleurs frontales extrêmement
vives, quelques symptômes généraux fébriles. Eruption sur le
front, suivant 2 lignes, sur l'aile du nez. Œdème des paupières.
Large pustule près du bord cornéen, sur la conjonctive. Hypérémie notable de l'iris, étroitesse de la pupille, violente photophobie.

§ V. — *Résumé des observations de zona frontal avec lésions oculaires multiples (kératite et iritis).*

(N°ˢ de 75 à 90)

N° 75. HUTCHINSON. — Homme de 63 ans, vigoureux. En septembre 1861, violente douleur du front le jeudi soir. Le vendredi, à midi, le front gauche est couvert de vésicules. L'éruption a été, 3 jours avant, précédée d'une conjonctivite. L'éruption occupe tout le district de la branche ophthalmique, tout le côté du nez. Les vésicules sont confluentes, il y en a dans la partie supérieure de la barbe. Anorexie. Conjonctive gonflée et œdémateuse. Ulcère profond de la cornée le 7ᵉ jour de l'éruption. Iritis avec fausses membranes. Injection épisclérale. 2 mois après, il éprouve encore des douleurs dans la région ; certain degré d'anesthésie, sensation d'engourdissement.

N° 76. HUTCHINSON. — Homme de 69 ans, tailleur. Bonne santé. Mai 1866. Début, le 2 mai, par une violente douleur, continue (avec sensation d'engourdissement) de la moitié du front à gauche, du côté du nez, et le lendemain vésicules sur le front, puis sur le nez. Frisson le jour de l'éruption et 2 jours après. Congestion de la coujonctive, chémosis, muco-pus. Le 14, cornée saine. Le 21 mai, ulcérations superficielles occupant presque toute la surface de la cornée, surtout profondes à la partie inférieure, muco-pus de la conjonctive. Douleurs toujours violentes. Iritis, fausses membranes dans le champ pupillaire. L'œil resta longtemps congestionné et irritable. Les douleurs du front persistèrent quelque temps après l'éruption.

N° 77. HUTCHINSON. — Femme de 68 ans, maigre, bien portante. Été de 1864. Éruption sur le front, le nez, avec douleurs très-violentes. Après l'éruption, anesthesie douloureuse. Kératite. La cornée était assez opaque pour empêcher la vision. Iritis, l'iris ne pouvait être dilaté par l'atropine. Pas de synéchies apparentes. L'œil resta longtemps irritable. La malade fut revue l'année suivante ; la tension des deux yeux est augmentée.

Nº 78. HUTCHINSON. — Femme de 66 ans. Santé débile, soupçons de maladie rénale. Cicatrices sur le front, la paupière supérieure, le côté du nez. Elle fut très-malade pendant l'éruption. Kératite et iritis. Cornée trouble sur une large étendue. L'œil était encore enflammé 6 semaines après, et la cornée trouble. Elle s'éclaircit beaucoup.

Nº 79. HUTCHINSON. Dʳ PARKER. — Jeune homme de 16 ans. Éruption sur le front gauche, le côté du nez. Forte congestion oculaire. Un exsudat de lymphe sur l'iris dès le premier jour. Cornée légèrement opaque. Pupille adhérente en quelques points.

Nº 80. HUTCHINSON. Dʳ BROADBENT.—Jeune officier de 23 ans. Bonne santé. Éruption sur le front droit et la moitié supérieure du côté du nez. Conjonctive et sclérotique injectées. Cornée moins claire, quoique transparente. Iritis, iris légèrement paresseux, agissant lentement à la lumière. Pupille un peu plus large, n'ayant pas l'apparence claire d'une pupille normale; le milieu est, je le suppose, trouble. Vision moins bonne.

Nº 81. HUTCHINSON. — Femme de 60 ans. Octobre. Bonne santé. Quelques cicatrices sur le front, principalement en dedans, mais surtout sur tout le nez. Cornée trouble, sans opacités denses. Pupille dilatée du double ou du triple, immobile. Adhérences, mais elles n'obstruent pas la pupille. L'iris a perdu son brillant. Ptosis de la paupière supérieure. La dilatation de la pupille est attribuée par Hutchinson à la paralysie de la troisième paire. Pour lui, dans tous les cas où l'œil est atteint, il y a immobilité de la pupille et paralysie de l'iris (?)

Nº 82. HUTCHINSON. M. GARMAN. — Femme de 28 ans. L'éruption a apparu soudainement avec beaucoup de douleurs. Éruption sur le front droit; sur la pointe du nez il y a des taches rouges, mais pas de vésicules. Envoyée à Hutchinson, avec le diagnostic : iritis et inflammation de la cornée, Hutchinson ne trouve plus de traces d'iritis, 3 semaines après le début, mais une pustule de la cornée qui semble de formation récente.

Nº 83. Bowman.—Femme de 61 ans. 1860. Avait déjà souffert de l'œil droit; kératite ayant laissé quelques légères opacités. Herpès du front droit. Cornée très-opaque dans la moitié externe. Iritis, adhérences nombreuses de l'iris à la capsule. 6 ans après, légère diminution de la tension à droite, et douleurs névralgiques du côté droit de la tête, du sourcil, des paupières, de l'œil.

Nº 84. Bowman. — Femme de 52 ans. Septembre 1866. Exposition au froid, étant en transpiration. Violente douleur au-dessus du sourcil droit, avec larmoiement et photophobie. Le deuxième jour, douleur autour de la cornée. 4 jours après, éruption sur le front à droite, la partie antérieure et supérieure de la tempe, sur le trou sus-orbitaire. La douleur du front continue à être violente. Le deuxième, douleur zonulaire autour de la cornée. Grande photophobie. Le quatrième jour de l'éruption, la pupille est irrégulière. Le 18e, la cornée se trouble, devient inégale; les douleurs du sourcil continuent. Ulcère de la cornée profond et abrupt. Adhérences de l'iris, injection de la conjonctive. Pendant un mois les douleurs furent violentes, surtout la nuit, dans le front. Plus de 3 mois après, la peau du front est encore très-sensible aux variations de température. Il n'y aurait pas eu de cicatrices; la coloration de la peau continue à être sombre.

Nº 85. Dr Johnen. — Femme de 33 ans, très-bien portante. 1868. 4 jours avant l'éruption, violente douleur autour de l'œil, dans l'œil lui-même. Photophobie. Éruption sur le front gauche, sur la tempe, sur la paupière supérieure, sur le côté du nez. Phlyctène de la cornée; iritis antérieure à la kératite. L'atropine dilate la pupille.

Nº 86. Galezowsky. — Observation donnée en entier. (Femme.) Kératite et légère iritis.

Nº 87. Galezowsky.—Kératite et légère iritis. Observation III.

Nº 88. Emile Emmert. — Homme de 70 ans. Janvier 1869. Au milieu de douleurs très-violentes à droite, éruption du front, du côté du nez jusqu'à la narine. Trouble de la cornée, diffus, iritis violente, synéchies postérieures, dépôt sur la capsule antérieure du cristallin, pupille presque totalement fermée. Cicatrice sur le trou sus-orbitaire.

N° 89. STEFFAN. — Homme de 29 ans. Éruption sur le front, la paupière supérieure, la partie supérieure du côté du nez. Iritis et kératite superficielle.

N° 90. O. WYSS. — Homme de 68 ans, sain jusque-là. Septembre 1867. 16 septembre. Douleur de tête très-violente, sensation de brûlure; perte de sommeil et d'appétit, langue chargée, constipation. Température du soir, 37°,9. Le 19. Éruption d'herpès labial disséminé. Le 20. Rougeur autour de l'œil droit, sur le front, le nez, la joue droite, vers l'oreille et sur la moitié gauche de la face. Pas de fièvre, le malade se sent mieux, mais l'appétit ne revient pas. Le 22, éruption confluente sur la moitié du front, la paupière supérieure, l'arcade zygomatique, la racine et la pointe du nez. La température de la peau ne semble pas très-élevée. Le 23, gonflement de l'œil gauche, mais pas d'éruption. Cornée droite trouble, pertes circonscrites d'épithélium, petites vésicules sur la cornée et la conjonctive. Le 26, agitation, délire. Le 27, coma, mort. L'autopsie est faite par O. Wyss et le professeur Horner. J'en ai donné un résumé.

§ VI. — *Résumé des observations de zona ophthalmique accompagné de paralysie des nerfs moteurs oculaires, sans autres phénomènes oculaires (sans kératite ni iritis).*

(Nᵒˢ de 91 à 94)

N° 91. HUTCHINSON. — Homme de 57 ans; excellente santé habituelle. Accès de fièvre intermittente quelque temps avant. Mars 64. 4 jours avant l'éruption, nez bouché et douleureux, douleurs entre les épaules, mal de cœur, frissonnements, bâillements; il se sentit très malade. Taches et éruption sur le front droit; les symptômes généraux ne se calmèrent pas. Le sixième jour, ptosis de la paupière supérieure. Ptosis complet. Paralysie des muscles innervés par la troisième paire; dilatation de la pupille, 2 fois large comme la pupille gauche. L'éruption est

surtout distribuée le long du frontal interne, Une ligne de
vésicules allant jusqu'aux cheveux. Sensation d'engourdissement. L'éruption n'a été accompagnée que de légères douleurs.
OEil sain. Guérison rapide de la paralysie.

N° 92. Hutchinson. — Petit garçon. Mois d'avril. Éruption
sur le front droit, le côté du nez près de l'angle interne. Ptosis
de la paupière supérieure. Congestion de la conjonctive.

N° 93. — Bowman. Homme de 36 ans. Mars 1858. Depuis 3
ans, tendance à la consomption. Dans deux occasions avait eu
antérieurement de la diplopie pendant 6 semaines. Herpès du
front gauche, ayant laissé de la douleur et de l'anesthésie
cutanée. Diplopie et strabisme interne de l'œil gauche. L'année suivante (19 mars 59) la douleur et l'engourdissement de
la peau ont augmenté; la diplopie s'est accrue, ainsi que le
strasbisme.

N° 94. Weidner. — Ouvrier âgé. Névralgie de la première
branche du trijumeau droit. Douleurs répétées, avec zona de
ce territoire cutané. Gonflement des paupières. Strabisme
interne, mais qui survint plus tard. Douleurs continuant pendant 5 années jusqu'à la mort causée par une pneumonie.
Autopsie; névrite du ganglion de Gasser (voyez le chapitre de
l'anatomie et de la physiologie pathologique).

§ VII. *Observations de zona ophthalmique accompagnées*
de lésions oculaires exceptionnelles.

(Nᵒˢ de 95 à 98)

N° 95. Bowman. — Homme de 44 ans. Janvier 64. Éruption
au-dessus du sourcil, sur le nez, sur le côté gauche de la face,
sur la région temporale gauche. Pendant 3 semaines il fut
très-malade; grande douleur, gonflement considérable des
paupières recouvrant l'œil. Quant elles s'ouvrirent, le malade
se trouva aveugle. Bowman constata 4 mois après une atrophie de la pupille. Quand la face fut guérie, le genou droit
s'enflamma. Pas d'anesthésie.

N° 96. — Giraud-Teulon. Suppuration et perte de l'œil. Pas
de détails.

Nº 97. Giraud-Teulon. — Valet de chambre. Sur la fin d'un zona ophthalmique, plaque rouge sur la sclérotique dans la moitié inférieure et externe. Puis une petite tumeur, développée sous la sclérotique, forma une saillie dans le corps vitré. Cette tumeur avait décollé la rétine sur un point, puis perforé la partie décollée, qui s'était au pourtour de la tumeur réappliquée ultérieurement sur la choroïde. Dans le délai de 6 semaines la tumeur disparut. Cette tumeur était grosse comme un grain de chénevis. Le malade recouvra parfaitement la vue. Il s'agit là probablement d'un néoplasme inflammatoire.

Nº 98. Richet. — Homme de 63 ans. L'observation a été donnée en entier. Bien qu'on puisse supposer que, dans ce cas, la marche de l'affection oculaire ait été celle d'un ulcère de la cornée terminée par perforation, je le mets, en raison même de la gravité des lésions, dans le cadre des zonas accompagnés d'altérations oculaires exceptionnelles.

OBSERVATION VI. — S. Duplay. — *Juin* 1872.

Zona ophthalmique gauche ; éruption sur le nez. — Kératite interstitielle, puis ulcère de la cornée.

Madame Labiste, 40 ans, entre le 6 juin à la Pitié. — Renseignements difficiles à obtenir. — Habituellement sujette aux maux de tête ; pas de saignements de nez. Après une scarlatine, il y a quelques années, 4 mois de douleurs. Pas de syphilis. Eczéma des seins depuis 2 mois.

Début. — Il y a 3 semaines, sans cause connue, douleurs vives, continues, augmentant la nuit, avec élancements violents dans la moitié gauche du front ; l'œil gauche devint douloureux, sensible à la lumière. — Ni fièvre, ni frissons ; anorexie. 3 à 4 jours après, éruption avec gonflement du front et des paupières ; les douleurs auraient alors diminué pour reprendre bientôt. La conjonctive a rougi, la cornée s'est altérée.

État actuel. — Éruption sur le front gauche, le cuir chevelu jusqu'au vertex, le sourcil, la moitié supérieure du côté du nez. Croûtes peu épaisses, jaunâtres ; au-dessous, un peu de liquide séro-sanguinolent, en quelques points jaunâtres. Sur la bosse frontale, groupe de 4 croûtes larges, irrégulières, résultant de la réunion de plusieurs vésicules, entourées d'une auréole rouge. Au-dessous de ce groupe, une petite croûte isolée. Nombreux groupes dans le cuir chevelu ; aucun ne dépasse la ligne médiane. — Deux petites croûtes à la partie antérieure de la tempe. Large croûte jaune au niveau de l'apophyse orbitaire externe. Deux dans le sourcil au niveau du trou sus-orbitaire. Trois petites sur la moitié supérieure du nez.

Œil gauche. — Paupière supérieure œdématiée. Conjonctive injectée, dans sa portion péricornéale surtout, un peu épaissie. Injection des vaisseaux sous-conjonctivaux. Larmoiement. Moitié externe de la cornée opaque ; opacité profonde en quelques points. Surface de la cornée inégale et dépolie. Photophobie d'intensité moyenne. Paupières constamment fermées. Iris sain, dilaté par l'atropine.

Sensibilité. — Moins de douleurs ; encore des élancements. Pas de modifications appréciables de la sensibilité cutanée. La partie opaque de la cornée semble insensible ; la sensibilité de la portion saine paraît à peu près normale.

15 juin. — Diminution très-sensible de l'opacité. Sensibilité du front notablement diminuée.

18 juin. — L'opacité a augmenté ; la cornée est plus dépolie ; au centre de l'opacité, tout petit ulcère superficiel. N'a plus de douleurs. Encore de la photophobie. Sensibilité cutanée toujours émoussée. Croûtes tombées, laissant des cicatrices superficielles rouges.

27 juin. — L'opacité a diminué, mais à son centre, ulcère en coup d'ongle. Larmoiement. Injection conjonctivale. Iris sain. Sensibilité cutanée normale. La sensibilité de la portion saine de la cornée semble normale.

CONCLUSIONS

1° Le zona ophthalmique est l'éruption herpétique développée sur le territoire de la première branche du trijumeau.

2° Avec l'éruption cutanée coexistent des altérations oculaires dont les plus importantes sont la kératite et l'iritis. La kératite et l'iritis peuvent être réunies, ou exister isolément. La kératite est plus fréquente que l'iritis.

3° Le zona est l'expression cutanée de l'irritation, de l'inflammation de parties distinctes du système nerveux (tronc nerveux mixte, tronc nerveux sensitif, ganglion spinal, racine postérieure sensible, cordons postérieurs de la moelle).

4° Le zona ophthalmique est l'expression cutanée de l'irritation, de l'inflammation de la première branche du trijumeau. Le processus qui engendre l'éruption peut se développer soit sur le ganglion de Gasser, soit sur le trajet de la branche ophthalmique.

5° Les lésions de la cornée et de l'iris sont des phénomènes de même ordre que les manifestations cutanées; elles doivent être rapportées à l'irritation, à l'inflammation des filets ciliaires de la branche nasale du rameau ophthalmique. Elles sont, le plus souvent, en rapport avec la distribution de l'éruption sur le territoire cutané du nerf nasal.

6° L'éruption cutanée et les lésions oculaires ne dépendent pas de la paralysie des vaso-moteurs et de l'hypérémie neuro-paralytique consécutive. Il faut les attribuer à une influence directe du système nerveux sur la nutrition. De toutes les théories invoquées, celle qui rattache ces troubles trophiques à l'irritation des nerfs trophiques est encore la plus simple et la plus satisfaisante.

EXPLICATION DES PLANCHES

PLANCHE I

ZONA OPHTHALMIQUE GAUCHE. — KÉRATITE ET IRITIS.

Homme de 33 ans (Observ. IV).

Figure 1. — Ce dessin a été pris le 20e jour de l'éruption, dont il donne une idée fort exacte; à ce moment, presque toutes les croûtes étaient tombées, laissant après elles des dépressions cicatricielles plus ou moins profondes.

Figure 2. — Œil gauche. Sur la cornée on voit 6 petits points blancs qui représentent 6 ulcérations.

PLANCHE II

ZONA OPHTHALMIQUE GAUCHE. — CONJONCTIVITE LÉGÈRE.

Homme de 36 ans (n° 47).

Aspect des cicatrices consécutives à l'éruption. Cette figure est empruntée à Steffan; elle est la reproduction d'une photographie.

PLANCHE III

ZONA OPHTHALMIQUE GAUCHE. — KÉRATITE ET IRITIS.

Homme de 63 ans (n° 75).

Cicatrices laissées par l'éruption. Figure empruntée à Hutchinson.

PLANCHE IV.

ZONA OPHTHALMIQUE DROIT. — ŒIL SAIN.

Homme de 70 ans (n° 21).

Cette figure représente également les cicatrices consécutives à l'éruption. D'après une photographie faite six semaines après la maladie (empruntée à Bowman).

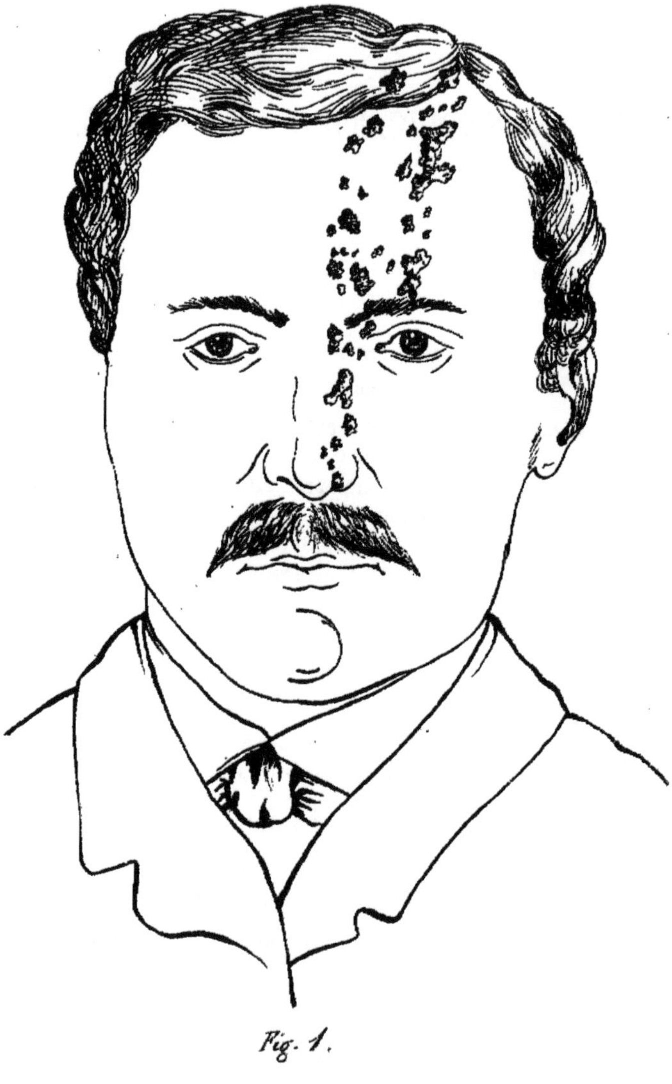

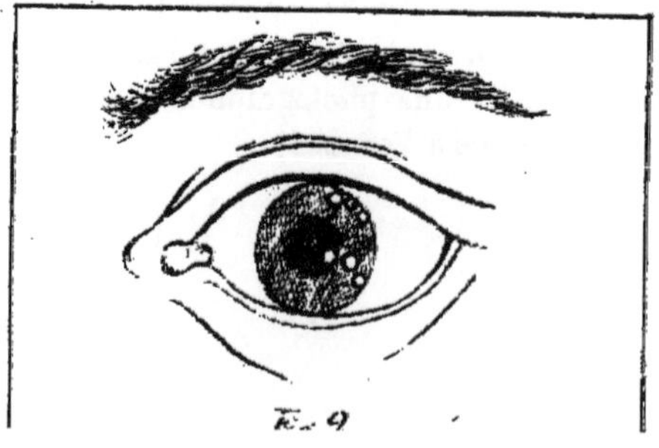

Fig. 1.

Fig. 2

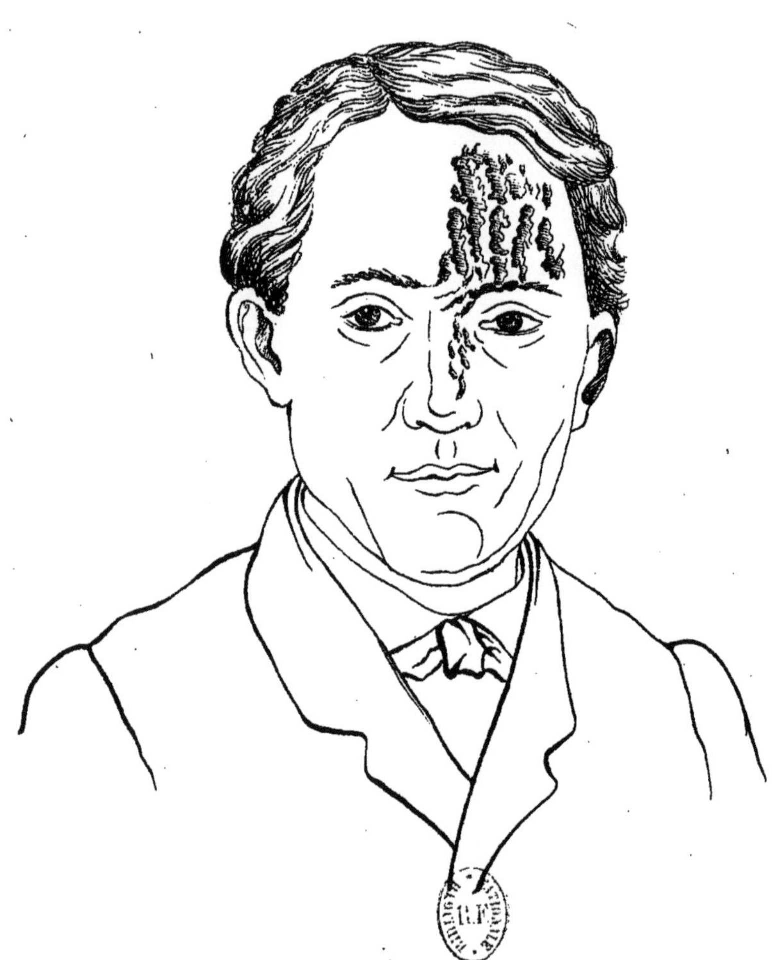

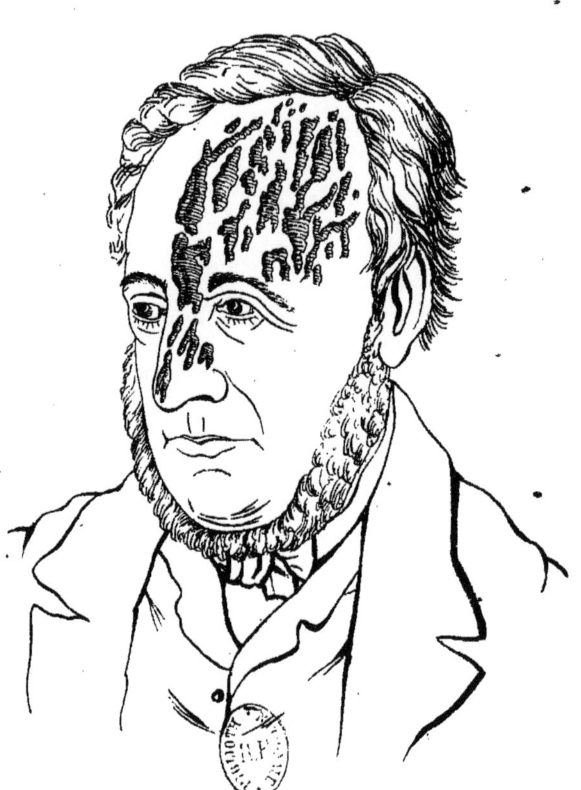

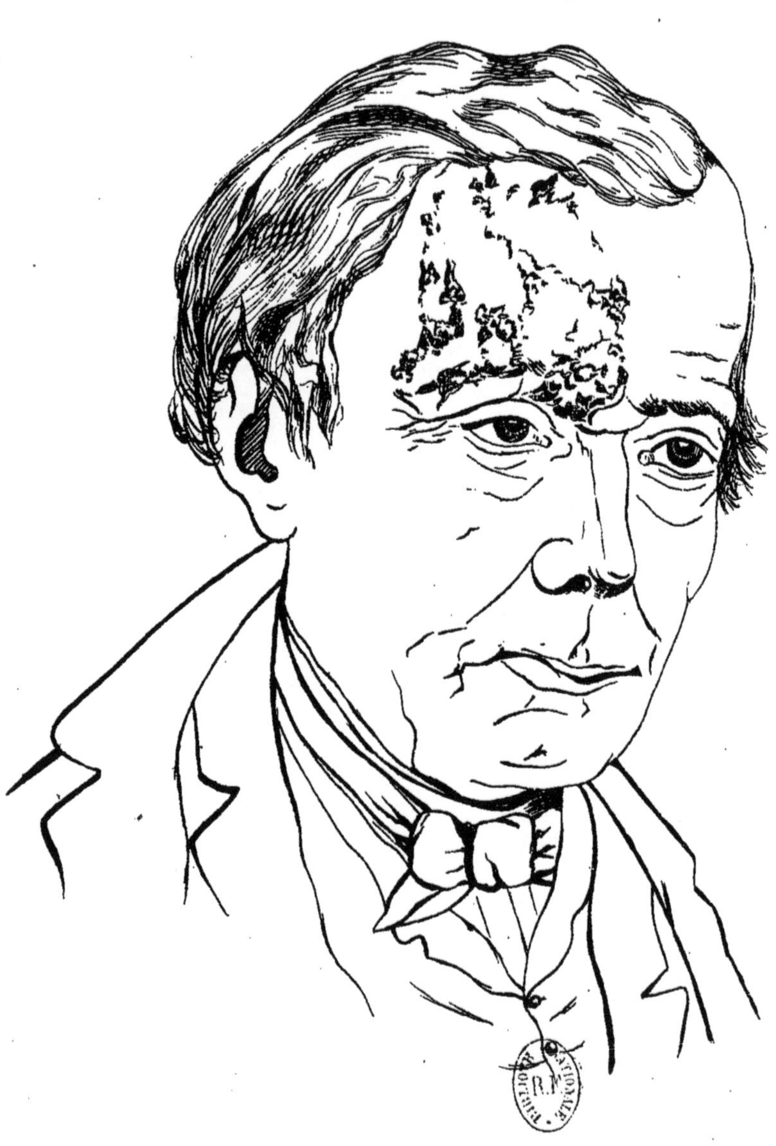

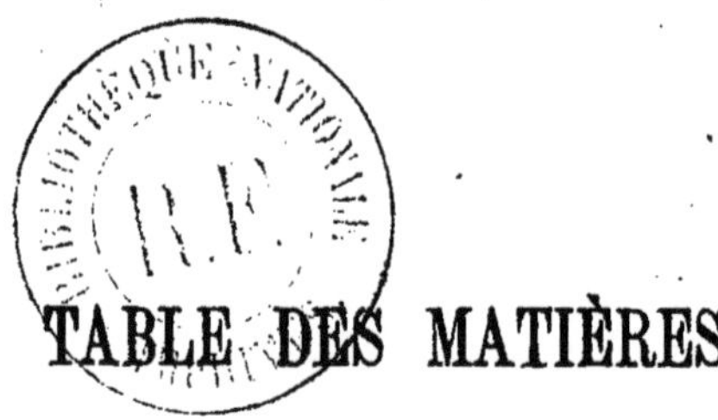

TABLE DES MATIÈRES

FIN DE LA TABLE DES MATIÈRES.

Paris. — Typ. Pillet fils aîné, 5, rue des Grands-Augustins.